# Plaisir d'Amour

Dr. Marie-Claude Benattar

# Plaisir d'Amour

## Eine neue Methode zur Erweckung des G-Punkts

Übersetzt von Helga Schenk

HANS-NIETSCH-VERLAG

Titel der Originalausgabe:
*Plaisir féminin. Une méthode inédite pour éveiller ou réveiller le désir*,
erschienen bei Éditions Josette Lyon, Paris

Translation Right arranged with Éditions Josette Lyon, Paris



Redaktion und Lektorat: Martina Klose
Redaktionelle Beratung: Bernhard Kaspereit
Umschlaggestaltung: Devam Will
Innenlayout und Satz: Hans-Jürgen Maurer

Hans-Nietsch-Verlag
Am Himmelreich 7
79312 Emmendingen

www.nietsch.de
info@nietsch.de

ISBN 978-3-939570-68-4

# Danksagung

*Mein Dank gilt meinem Lehrer in Naturwissenschaften, der in der dritten Klasse den Samen für meine Berufung legte, und den Herren Czyro und Czyba, Histophysiologen der weiblichen und der männlichen Geschlechtsorgane, die meine Leidenschaft für das Thema „menschliche Fortpflanzung" geweckt haben.*

*Ich danke meinen Professorinnen an der Universität, Frau Anne Cabau, Frau Khahan-Nathan, Frau Winaver, Frau M. Lachoswski und Frau Salomon-Bernard, und meinen Professoren an der Universität, Herrn Netter, Herrn Paniel, Herrn Coupez, Herrn Lofredo, Jean Cohen und Jean Belaish.*

*Meinen Freundinnen Martine Azoulai und Joëlle Belaish-Allart, die mich stets in jeder Hinsicht unterstützt haben, bin ich ebenfalls zu Dank verpflichtet.*

*Danke auch für die Vorlesungen von Françoise Dolto, M. Klein, Lucien Israël , J. D. Nasio, W. Pasini, B. Cyrulnik und Nathalie Angier, die mich bereichert haben.*

# Inhalt

# Vorwort

Im Laufe meinen langjährigen Erfahrungen als Frauenärztin mit eigener Praxis – und damit auch mit den weiblichen Geschlechtsorganen und der weiblichen Sexualität – stellte ich fest, wie viele Frauen in einer bestimmten Phase ihres Lebens oder sogar generell sexuell unbefriedigt sind. Das kann in manchen Fällen sogar dazu führen, dass die betroffenen Frauen ihr Selbstvertrauen verlieren, kein sexuelles Verlangen mehr haben, keine Lust mehr empfinden und in ihrer Partnerschaft oder Ehe sehr unglücklich sind … und das umso mehr, da Sexualität in der heutigen Zeit als das gehandelt wird, was die Beziehung zwischen Mann und Frau zusammenhält.

Als ich im Jahr 2002 die Arbeiten über die Eigenschaften des Gewebes des weiblichen Periurethralbereichs von Professor Milan Zaviacic (einem slowakischen Urologen) entdeckte, der den histologischen Nachweis dafür erbrachte, dass es sich bei diesem Gewebe tatsächlich um eine „weibliche Prostata" handelt, habe ich selbst einige Theorien aufgestellt, recherchiert und eine Technik entwickelt, die ich „Sensibilisierung des G-Punkts" nenne. Ich habe mich intensiv mit dem Thema auseinandergesetzt und kann deshalb die weibliche Sexualität aus einem ganz neuen Blickwinkel betrachten, neue Perspektiven aufzeigen, die geprägt sind von einem neuen Verständnis der weiblichen Sexualität und eine Art therapeutisches „Umschulungsprogramm" darstellen.

Denn je länger ich den Frauen zuhörte, die wegen sexueller Schwierigkeiten zu mir in Behandlung kamen, desto mehr fiel mir auf, dass diese Probleme doch häufig auf eine Reihe von Wissenslücken zurückzuführen sind, die damit zu tun haben, dass die Frauen die eigenen Geschlechtsorgane nicht wirklich kennen und dass sie an Tabus und falschen Überzeugungen sowie an alten Gewohnheiten und eintönigen, eingefahrenen Sexualpraktiken festhalten. Allerdings sieht es im Sexualleben der meisten Frauen verschiedenster Altersgruppen weit weniger schlimm aus, als Sie jetzt vielleicht annehmen mögen.

Mit *Plaisir d'Amour* möchte ich Ihnen einen Schlüssel an die Hand geben, der Ihnen dabei helfen wird, das Tor zu einer erfüllten Sexualität zu öffnen. Dieses Buch wird Ihnen helfen und auch die Wissenslücken Ihres Partners im Bereich „weibliche Sexualität" schließen. *Plaisir d'Amour* ist ein praktischer Ratgeber, in dem Sie klare Anhaltspunkte, eine Methode und das nötige Hintergrundwissen finden – und das alles wird dazu dienen, sich selbst neu orientieren oder an sich „arbeiten" zu können, und es wird Sie darin unterstützen, sich von überholten Vorstellungen zu befreien, die Ihnen in der Vergangenheit vermittelt wurden. Sie werden ein neuer Mensch werden und Ihre Lust auf Sex und Ihre Freude am Sex wiederentdecken. Sie besitzen ein fantastisches, hochsensibles Geschlechtsorgan, haben allerdings leider die Gebrauchsanweisung dafür verlegt und noch nicht ausprobiert, wie es aktiviert wird, wie genau es funktioniert, reagiert und was Sie alles damit machen können.

Sie haben, was Sie brauchen, aber Sie kennen sich nicht gut genug damit aus. Hier liegt das Problem. Dieses Nichtwissen macht Sie unbeholfen, tollpatschig, unsensibel. Und dann verlieren Sie den Mut, das Vertrauen in Ihre Fähigkeiten und Sie beginnen, sich Gedanken darüber zu machen, warum Sie es nicht können. Ihr Verlangen lässt nach und Sie werden in einen Teufelskreis hineingezogen, denn Sie beginnen, Sex zu vermeiden, und fühlen sich deprimiert und sind nervös. Um das Ganze zu kompensieren, zu vergessen, konzentrieren Sie sich vielleicht auf die Hausarbeit, die Erziehung Ihrer Kinder oder auf Ihre Arbeit. Sie sind beunruhigt, bekommen Panik und verknöchern. Und da gibt es ja auch noch Ihren Partner ... der will und kann, der Ihnen aber keine Lust mehr bereitet.

Das können Sie ändern, meine Damen! Erforschen Sie Ihren Körper und Ihre Geschlechtsorgane, bleiben Sie neugierig ... Gehen Sie dabei so vor, als wenn Sie etwa ein Musikinstrument untersuchen und erkunden wollten. Entdecken Sie, welche Klänge es hervorbringt, und schwingen Sie sich auf sie ein. Erst wenn Sie mit ihm in Einklang schwingen, können Sie mit einem anderen Menschen gemeinsam ein herrliches Duett auf zwei Instrumenten spielen.

***Plaisir d'Amour* möchte**

1. Sie ermutigen, Ihr Geschlechtsorgan zu entdecken (vielleicht glauben Sie, es zu kennen; doch häufig kennen Sie es tatsächlich leider nicht gut genug);
2. Ihre Sinne schulen, sodass Sie dabei sogar feine Nuancen wahrnehmen;
3. Ihnen dann helfen, mit gewissen altüberlieferten Vorstellungen zu brechen
4. und sich schließlich harmonisch auf das andere Geschlecht einzustimmen.

*Plaisir d'Amour* wird Ihnen den Weg in die richtige Richtung weisen. Gehen Sie so vor, wie ich es Ihnen auf den folgenden Seiten vorschlage, lassen Sie keinen Schritt aus! Unsere Geschlechtsorgane sind wie ein Musikinstrument. Wenn Sie sie virtuos spielen wollen, ist der erste Schritt, dass Sie sich daranmachen, das Instrument selbst und seine Harmonien genau kennenzulernen ... und Sie müssen natürlich üben, üben und nochmals üben.

Lust stellt sich nicht immer einfach automatisch ein, wenn Sie jemanden begehren oder lieben. Wichtig ist, dass Sie die Sinnesempfindungen anerkennen, die Sie mit dem Partner teilen können.

Am besten lesen Sie *Plaisir d'Amour* zuerst allein durch und danach noch einmal mit Ihrem Partner gemeinsam. Sie werden dabei vieles lernen. Gehen Sie Schritt für Schritt nach meinen Anleitungen vor und seien Sie geduldig. Zuerst bringen Sie sich selbst etwas bei und dann lernen Sie noch einmal gemeinsam mit Ihrem Partner alles neu. Brechen Sie mit Ihren alten Gewohnheiten und werfen Sie überkommene Rollenklischees über Bord. Ihre sexuelle Genussfreudigkeit wird wieder aufflammen und Ihre Lust wird erblühen. Sie werden ungeahnte Schätze bergen.

Doch der Weg ist lang und er braucht Zeit, aber wenn Sie mit Begeisterung bei der Sache sind, werden Sie ans Ziel kommen.

# 1

# Sich selbst gut kennenlernen

## Der altbekannte „kleine Unterschied“

Im Gegensatz zu den Mädchen haben die kleinen Jungen ein kleines „Anhängsel“, das vorn an ihnen dranhängt und das sie mit sich herumtragen. Sie haben es von klein auf vor Augen. Er ist ihr ganzer Stolz und so etwas wie ihre kleine Flagge – die sie von den Mädchen unterscheidet, die nichts haben, was man sofort sehen könnte.

Sie kennen ihn von klein auf, ihren Penis, wachsen mit ihm auf und in der Pubertät wird er dann größer, stärker, härter und er reagiert intensiver: Er steht für ihre Männlichkeit. Und wie kann man nun erwarten, dass sie nicht die ganze Zeit an ihn denken? Schließlich haben sie ihn ja unentwegt vor Augen; und so wird ihr Penis eben zu ihrer Flagge; er wird zu ihrem Prestige und ihrem ganzen Stolz. Sie sehen ihn unter der Dusche, im Bad, beim An- und beim Ausziehen, und schon bei geringem Reiz – etwa wenn der betreffende Mann einen Busen oder einen knackigen Po sieht – kann ihr Penis hart werden. Da kann *er* sich keine Schüchternheit leisten. Und wenn Männer unglücklicherweise feststellen, dass *ihrer* im Vergleich zu denen anderer Männer kleiner ist, fühlen sie sich immer ein wenig schlechter.

Jungs und Männer haben also ihr Sexualorgan immer präsent und betrachten es von Anfang an als ihren „kleinen Freund“, der sie überallhin begleitet. Sie sind quasi nie allein. Jedenfalls ist dieser „kleine Freund“ überall dabei und schenkt ihnen allein durch seine

Anwesenheit bereits Freude, weil er ihnen vor Augen hält, dass sie lebendig sind. Es ist *ihm* ebenfalls zuzuschreiben, dass Männer häufig Eroberer, Erbauer und Kämpfer sind, allzeit bereit sind, die Waffe zu ziehen, und dass sie nie müde werden, Ihnen zu zeigen, was sie mit *ihm* alles anstellen können.

Und Sie? Wie steht es mit Ihnen? Warum ist Ihr Geschlechtsorgan so faul? Warum enttäuscht es Sie so oft und bereitet Ihnen so viele Probleme? Warum werden Sie seiner so schnell müde? Warum spüren Sie so wenig? Warum lässt Ihr sexuelles Verlangen nach der ersten leidenschaftlichen Verliebtheitsphase oder nach dem ersten Baby so schnell nach?

Die Ursache für all das liegt meiner Meinung nach darin, dass Ihre Genitalien für Sie „unbekanntes Terrain" sind. Die erste Schwierigkeit für Sie als Frauen ist, dass sie ihre Geschlechtsorgane nie richtig gesehen haben. Und was sehen die Kühnsten und Mutigsten unter Ihnen denn schon? Nur einen kleinen Teil: Schamlippen, die zwischen zwei Schenkeln versteckt sind, und einen Schlitz, also praktisch nichts, auf jeden Fall nichts, auf das man stolz sein könnte, also keine Flagge für die Mädchen, sondern „nur" einen gut behüteten geheimen Garten, weit im Innern – unsichtbar ... und gleichzeitig geheimnisvoll und unberechenbar. Aber meist ist es eher ein brachliegendes Feld, und ob es je ein blühender Garten sein wird, das bleibt dem kleinen Glück des Zufalls überlassen. Wird der andere etwas damit anzufangen wissen, wird er „etwas daraus machen" können? Was für eine Ungewissheit! So geht das nicht weiter, meine Damen!

## Erkunden Sie Ihr Geschlechtsorgan

Sie möchten mehr Spaß am Sex haben? Na, dann nehmen Sie mal Ihren ganzen Mut zusammen und machen Sie sich daran, Ihre Vulva und Ihre Vagina kennenzulernen. Nehmen Sie einen Spiegel zur Hand, öffnen Sie Ihre Beine und schauen Sie nach. Ja, das ist so: Ein bisschen anstrengen müssen Sie sich schon, denn Ihre Geschlechtsorgane liegen nicht so gut sichtbar vor Ihnen wie bei den kleinen Jungs. Aber das macht in den Augen der Herren ja gerade ihren besonderen Reiz aus! Was Sie beim Duschen sehen können, das sind Ihr Venushügel und die großen Schamlippen. Erkunden Sie das kleine Geheimnis, das da verborgen so schön warm und feucht zwischen Ihren Schenkeln liegt. Öffnen Sie die großen Schamlippen.

Vor Ihren Augen wird ein Spalt sichtbar, der von zwei fleischigen Lippen, den kleinen Schamlippen, verschlossen ist, an deren oberem Ende ein kleines sensibles Knöpfchen liegt: Das ist die Klitorisperle, das „Tüpfelchen auf dem i". Ihre Vulva erinnert an einen Mund mit fleischigen, rosafarbenen, feuchten Lippen. Berühren Sie sie. Sie ist ganz weich. Öffnen Sie nun liebevoll Ihre kleinen Schamlippen und entdecken Sie den Eingang zu ihrer Scheide *(Vagina),* der von Ihrem Jungfernhäutchen – oder dem, was davon noch übrig ist, wenn Sie keine Jungfrau mehr sind – umrandet ist. Das Jungfernhäutchen ist ein feiner Hautschleier, der in der Mitte eine Öffnung hat, durch die ab der Pubertät das Menstruationsblut abfließen kann. Berühren Sie nun die Öffnung Ihrer Scheide, streicheln Sie sie. Nur so können Sie sich mit ihr vertraut machen.

Werden Sie sich bewusst, wie uneben, von Furchen durchzogen die Oberfläche des Gewebes hier ist, wie feucht es ist. Lassen Sie Ihren Finger nun langsam in Ihre Vagina hineingleiten, in diesen dehnbaren muskulösen Schlauch, in den Sie nicht hineinsehen können. Erforschen Sie mit Ihrem Finger, was in Ihrer Scheide verborgen liegt … lassen Sie sich überraschen. Betasten Sie die Innenseite der Vagina; spüren Sie, wie heiß, feucht und samtweich es darin ist ... Das Gewebe erinnert an einen Schwamm; sie befinden sich in einer kleinen gemütlichen Höhle, die bereit ist, ihren Entdecker aufzunehmen.

Beim Erforschen und Erfühlen lassen Sie sich ganz von den Empfindungen erfüllen, die Sie und Ihr Partner haben werden, wenn er in Ihnen drin ist. Was Sie da mit Ihren Fingerspitzen ertasten und spüren, ist Ihre Scheide, mit der Sie leichter Genuss empfinden werden, wenn Sie gefüllt ist und wenn Sie noch besser mit ihren Reaktionen – damit, auf welche Berührungen und Bewegungen sie sensibel reagiert – vertraut sein werden.

Beim Liebesakt wird dann die Verbindung wiederhergestellt, Ihr Gehirn erinnert sich wieder an Ihre Übungen – daran, wie Sie sich selbst erforscht haben – und Sie sind nicht länger von Ihrer Vagina getrennt ... sondern mit ihr verbunden. Und jetzt reagieren Sie leichter, schneller und Sie wissen, was da gerade geschieht; Sie können agieren und reagieren und fühlen sich nicht mehr frustriert und fremd im eigenen Körper.

*Sie werden den Sex fortan mehr und mehr genießen.*

Viele Frauen, die zu mir in Behandlung kommen, sagen: „Ich weiß auch nicht, ich spüre einfach nichts, bei mir passiert nichts." Sie fühlen sich nicht normal, unvollständig, haben das Gefühl, dass ihnen etwas fehlt. Nein, meine Damen, Ihnen fehlt nichts, Sie haben alles, was Sie brauchen, und es ist dort, wo es hingehört: Sie kennen Ihr Geschlechtsteil nur nicht gut genug, das ist alles!

*Wie wollen Sie mit einem Organ genießen, das Sie nicht wirklich kennen?*

Das ist unmöglich. Wenn Sie etwas spüren wollen, wenn Sie erfahren wollen, was Ihnen Lust bereitet, kommen Sie nicht umhin, sich zuerst selbst kennenzulernen, zu erforschen, anzufassen, sich langsam und mit viel Geduld mit all den Empfindungen und Reaktionen vertraut zu machen, zu denen Ihr Sexualorgan fähig ist, und sie abzuspeichern. Ihre unbekannte und im Verborgenen liegende Vagina kann nicht auf magische Weise ganz automatisch und im Nu reagieren, wie Sie es sich vielleicht wünschen würden.

Vergessen Sie nicht: Ihr Partner fasst sein Geschlechtsorgan jeden Tag mehrmals an, er sieht es und spürt es. Da ist es kein Wunder, dass es bei ihm so schnell und so gut funktioniert! Er hat einfach mehr Übung; hier ist keine Magie im Spiel. Das männliche Sexualorgan befindet sich einfach sozusagen „ständig im Training". Während es für Sie vielleicht immer ein Mysterium, eine Überraschung bleibt, wie Ihr Körper reagiert: Es dauert häufig lange, bis Sie sich wirklich entspannen können. Denn uns Frauen wurde beigebracht, uns gerade zu halten, und beim Sitzen sollen unsere Beine natürlich geschlossen sein; wir sollen immer sauber sein; aufpassen, dass man nur ja nichts durchsieht und dass nichts durchsickert, schon gar kein Blut oder irgendwelche anderen Körperflüssigkeiten. Viele von uns sind mehr oder weniger mit der Vorstellung aufgewachsen, dass wir uns unserer Genitalien schämen müssten, oder wir haben sogar Angst vor ihnen. Wir sollten unberührt und rein bleiben, während es bei den Jungen ganz anders ist: Je weiter sie pinkeln können, je heftiger sie ejakulieren können, desto besser.

Haben Sie jetzt den Unterschied verstanden, wieso es bei den Männern einfach, automatisch und leicht geht? Dagegen wird vielen Frauen die ganze Kindheit und Jugend über eingebläut, sich zurückzuhalten und diskret zu sein. Frauen sind schon immer konditioniert worden, da haben auch die Pille und die sexuelle Revolution nichts dran geändert. Denn wen hat diese berühmte Revolution denn nun tatsächlich befreit, wenn nicht die Männer? Ja sicher, auch das Leben der Frauen hat sich dadurch verändert: Es muss keine ungewollten Schwangerschaften mehr geben; es gibt Empfängnisverhütung und Familienplanung, freie Partnerwahl, Beziehung aus Liebe und nicht aus Pflichterfüllung ... all das hat Einzug gehalten in unser Leben, aber hat es den Kern der Sache wirklich grundsätzlich verändert? Nein. Die Form hat sich verändert, aber nicht der Inhalt. Für viele Frauen bleibt ihr Geschlechtsorgan weiterhin ein vielschichtiges Geheimnis, das einem biologischen Zyklus unterliegt; fähig ist, zu gebären, beunruhigende Flüssigkeiten auszuscheiden, von denen sie häufig nicht wissen, was sie sind.

Nein, meine Damen, Sie sind nicht unnormal, bei Ihnen ist organisch nichts falsch, sie sind nicht unfähig oder sogar unsensibel. Sie kennen sich einfach nur nicht gut genug. Ich stelle Ihnen in diesem Buch verschiedene Übungen vor, die Ihnen dabei helfen werden, sich besser kennenzulernen und die verlorene Zeit aufzuholen, damit Sie dieselbe Stufe erreichen können wie Ihre männlichen Partner und damit Sie diese „weiche warme Höhle" in Ihrem Innern verstehen, sie sich vorstellen und sie erfahren können, indem Sie sie achtsam betasten, sie liebkosen und Ihre Gefühle und Empfindungen dabei entdecken.

All diese Informationen werden dann in Ihrem Gehirn abgespeichert und Ihr Gehirn wird mit Ihren Geschlechtsorganen vertraut: mit Ihrer Klitoris, mit Ihren Schamlippen, Ihrer Vagina, mit der Furche im hinteren Scheidengewölbe, die als Behältnis für die Spermien dient, und mit Ihrem Muttermund, der sich ähnlich anfühlt wie Ihre Nasenspitze.

Einige Frauen kennen auch heute noch ihren Körper so wenig, dass sie diese Erhebung am hinteren Ende ihrer Scheide, wenn sie sie zufällig spüren oder ertasten, für eine Zyste oder einen Tumor halten und voller Angst zum Frauenarzt gehen. Und wie viel Geduld, Erklärungen und Zeit braucht es dann oft, um sie zu beruhigen und ihnen klarzumachen, dass es sich bei dieser kleinen, runden Wölbung nur um ihren Muttermund handelt, hinter dem der Gebärmutterhals und danach der Gebärmutterkörper liegen.

Wenn Sie sich daran gewöhnen, sich Ihre Scheide bildlich vorzustellen, werden Sie mit der Zeit immer mehr mit ihr empfinden können. Sie werden schneller reagieren, schneller auf stimulierende Berührungen ansprechen, weil Sie selbst den Weg geebnet haben, sodass Sie diese Empfindungen wiedererkennen können. Schritt für Schritt werden Sie erfahrener und empfindsamer werden und Ihr Körper wird schneller reagieren und Sie werden intensivere Empfindungen haben.

Aber setzen Sie sich nicht unter Druck. Nehmen Sie sich so viel Zeit, wie Sie brauchen. Lassen Sie es ganz langsam angehen, meine Damen. An dieser „Umorientierung" ist nichts Magisches, sie ist reine Übungssache.

Wie ich bereits weiter oben geschrieben habe: Ihr Partner weiß sehr genau, welche Umrisse sein Geschlechtsorgan hat, wie es aussieht, wie sich sein Gewebe anfühlt, wie groß es ist und wie es reagiert. Er weiß das von Kindesbeinen an, er ist Experte, er fühlt sich wohl mit seinem „kleinen Freund". Denn er ist ja sehr vertraut mit ihm und das schon seit der Zeit der Vorpubertät und der Pubertät. Wenn Sie also auch eine Expertin werden wollen, ist es jetzt wichtig, dass Sie beginnen, selbst Erfahrungen mit Ihrem Geschlechtsorgan zu sammeln. Es ist nie zu spät. Sie können in jedem Alter damit anfangen und die verlorene Zeit aufholen. Sie möchten Lust am Sex empfinden? Dann machen Sie es so wie die Männer.

Bei den Frauen ist es ein bisschen schwieriger, sicher. Aber wichtig ist, dass Sie sich trauen, Ihren Körper zu erforschen, sich zu berühren und zu spüren ... und das am besten jeden Tag. Schenken Sie Ihrem Geschlechtsorgan Beachtung und Aufmerksamkeit. Es wird nicht einfach prompt reagieren, wenn es stimuliert wird, wenn Sie es sonst einfach so dahindämmern lassen.

Sie staunen vielleicht manchmal darüber, wie schnell und stark Männer reagieren, wie konstant sie Lust haben, mit welcher Leichtigkeit sie zum Höhepunkt kommen. Aber wie soll es auch anders sein? Sie werden ja in jedem Augenblick durch Bilder, den Hautkontakt im ganz normalen Alltagsleben und durch Fantasien erregt. Ihr Geschlechtsorgan ist ununterbrochen lebendig und ihr Gehirn ist sich dieses Organs in jeder Sekunde bewusst.

Und deshalb: Erwecken Sie Ihre Vagina zum Leben! Dann wird es auch bei Ihnen nicht mehr so lange dauern und Sie werden schneller und stärker reagieren, wenn es so weit ist. Bei vielen Frauen scheint die Vagina wie unter Valium zu stehen, denn sie beschäftigen sich nicht mit ihr, sie schenken ihr keine Aufmerksamkeit. Und unter diesen Umständen dauert es natürlich sehr lang, sie aus ihrem „Winterschlaf" zu erwecken.

Klar, sie ist natürlich klein und liegt versteckt und Sie sind es nicht gewohnt, sich mit ihr zu befassen und haben vielleicht auch ein bisschen Angst davor. Aber es gibt keine Alternative. Wenn Sie sich nicht länger langweilen, sondern endlich etwas spüren und aktiv teilhaben wollen, wenn Sie große Lust empfinden und Ihrem Partner zeigen wollen, dass er Ihnen große Lust bereitet, dass er sie in ungeahnte Höhen, Weiten und in ferne Welten entführen kann, dann sollten Sie nicht mehr lügen, nicht mehr so tun, als ob … Nehmen Sie die Sache selbst in die Hand. Sorgen Sie dafür, dass Sie wissen, wie es bei Ihnen geht.

***Erforschen Sie sich, berühren Sie sich, spüren Sie sich, machen Sie sich mit Ihrer Vagina vertraut. Niemand kann das für Sie tun. Wenn Sie es wirklich wollen, können Sie es auch.***

Schämen Sie sich nicht, überlassen Sie es nicht mehr Ihrem Partner, zu forschen und zu erobern. Zuallererst ist es wichtig, dass Sie spüren, wie es sich anfühlt, wenn Sie selbst diese oder jene Stelle zärtlich berühren. Lassen Sie sich von Ihrem Körper leiten, folgen Sie den Rundungen und Vertiefungen, lassen Sie den Finger in Ihre Vagina gleiten, stellen Sie sich ihre

Form vor, freunden Sie sich mit ihrem süßen Duft an, mit ihrer Struktur und ihrer Beschaffenheit, mit ihrer feuchten Wärme und ihrem Geschmack. Fühlen Sie sich in ihr heimisch und stellen Sie sie sich dabei bildlich vor.

## Werden Sie sich Ihrer Empfindsamkeit bewusst

Denken Sie immer wieder an Ihre Vagina: auf dem Weg zur Arbeit, beim Einkaufen, im Büro, jeden Tag … immer wieder. Sie ist da, ganz warm und versteckt liegt sie im Innern Ihres Unterleibs. Es gibt sie, zwar lebt sie ein Leben im Verborgenen, aber sie nimmt doch einen ganz schön großen Raum ein. Gewöhnen Sie sich daran, zu spüren, was diese Vorstellung, dass Sie diesen kleinen Schatz in sich tragen, diese gemütliche kleine, warme und feuchte Höhle, die Sie in jedem Moment Ihres Lebens begleitet, bei Ihnen auslöst. Und werden Sie sich dieses kleinen sensiblen Knöpfchens bewusst, das über Ihren kleinen Schamlippen liegt und das, zum Beispiel wenn Sie Ihre Beine übereinanderschlagen oder sie gegeneinanderreiben, durch seine sensible Reaktion auf sich aufmerksam macht.

Wissen Sie, woher Ihre Vorliebe für bestimmte Speisen kommt? Woher die Freude und das Wohlbefinden kommen, die Sie bei bestimmten Gerüchen aus Ihrer Kindheit empfinden? Sie haben fünf Sinne, die Sie im Laufe der Zeit immer weiter entwickelt haben. Sie mögen beispielsweise Schokolade, und wenn Sie Schokolade essen, schmelzen Sie dahin vor Genuss, vor Lust. Wissen Sie, wie das kommt?
Das ist so, weil Sie mit dem Geruch oder dem Geschmack einen ganz besonderen Glücksmoment in Ihrer Kindheit ver-

> binden, vielleicht einen besonders schönen und gemütlichen Nachmittag bei der Großmutter; eine angenehme Erinnerung, die für Sie genauso außergewöhnlich und vielsagend ist wie die Gebäckkrümel von „Petites Madeleines" mit Tee bei Marcel Proust.* Ein Augenblick, der sich Ihnen für das ganze Leben in den Tiefen Ihres Unbewussten eingeprägt hat. Und mit der Ekstase ist es nicht anderes: Auch hier geht es um die Erinnerung an einen bestimmten Lustmoment, den Sie kennen und deshalb im Augenblick des Erlebens eines Höhepunkts wiedererkennen.

Und mit der sexuellen Lust ist es ebenso. Viele von Ihnen mögen denken, Lust falle einfach so vom Himmel. Ihr Partner streichelt und liebkost sie, er dringt in Sie ein und Sie erwarten, dass Sie selbst vor Erregung erzittern, doch gleichzeitig lassen Sie ihn unter dem Vorwand, ihn zu lieben, ihm Ihre Gunst bezeugen zu wollen, tun, wozu er Lust hat. Nein, so funktioniert das nicht, meine Damen. Genauso, wie Sie Ihre Geschmacksknospen, Ihren Geruchssinn, Ihren Tastsinn und Ihre Augen trainieren und schulen mussten, müssen Sie auch Ihre sexuelle Empfindsamkeit trainieren. Das ist der Preis. Erst danach können Sie unter den zärtlichen Berührungen Ihres Partners vor Genuss dahinschmelzen. Ihr Gehirn wird dann automatisch und mühelos die Information analysieren und wiedererkennen, die durch die Berührungen Ihrer erogenen Zonen erzeugt werden.

Da Ihr Gehirn trainiert ist und merkt, dass es sich auf bekanntem Terrain befindet – und egal, wer der Urheber dieser zärtlichen Berührungen ist, ob Sie es selbst sind oder Ihr Partner –, löst es die entsprechende sexuelle Reaktion aus, die da wäre: reine Lust auf einem silbernen Tablett!

* Siehe Marcel Proust: *Unterwegs zu Swann* (Anm. d. Übers.)

Geben Sie einem kleinen Kind, das so etwas noch nie probiert hat, ein Stückchen Roquefortkäse zu essen: Sehen Sie, wie es das Gesicht verzieht! Mit dem Sex ist es dasselbe: Das erste Mal ist es seltsam. Für manche Frauen ist es unangenehm und für die eine oder andere sogar widerlich. Häufig sind das Frauen, denen man seit ihrer Kindheit eingeredet hat, sie müssten bei der Hochzeit noch unberührt (jungfräulich) sein.

Viele Frauen kommen verängstigt zu mir in die Praxis, weil sie sich nicht gehen lassen, sich nicht hingeben können. Kein Wunder: Sie wurden oft in dem Glauben erzogen, dass Sex etwas Verbotenes sei, und man hat sie immer wieder ermahnt: „Du musst als Jungfrau in die Ehe gehen. Die Jungfräulichkeit ist dein höchstes Gut, liebes Kind.“ Wenn dies bei Ihnen auch so war, brauchen Sie sich also gar nicht darüber zu wundern, was es aus Ihnen gemacht hat: im besten Fall eine Frau, die nichts spürt, und im schlimmsten Fall eine Frau, in die der Mann nicht eindringen kann.

Sie sind in dem Glauben erzogen worden, Ihr Geschlechtsorgan sei etwas Teuflisches, und dann plötzlich sollen Sie wie durch Zauberei alles mit sich machen lassen, um Ihrem Ehemann und der Familie Nachkommen zu schenken. Und vielleicht sind Sie ein sensibles menschliches Wesen, das jetzt erwachsen ist, aber – ohne es zu wissen – eine Art „Keuschheitsgürtel im Kopf“ trägt, der Ihren Verstand beherrscht. Sie sitzen in der Falle, die Ihnen Ihre Erziehung, Ihre Religion und Ihre gesellschaftlichen Normen gestellt haben.

Ich denke, es ist ganz normal, dass es vielen Frauen unter solchen Umständen genau so geht. Sie sind in Situationen, in denen sie Lust empfinden könnten, wie vom Blitz getroffen. Sie möchten ja gern, doch leider passiert nichts, denn ihr armes Gehirn reagiert nicht. Sie brauchen einfach Zeit ... viel Zeit, um wieder zu Bewusstsein zu kommen. Manche werden schnell aufgeben, sich zwingen, sich niedergeschlagen fühlen und ein Leben führen, das geprägt ist von Leiden, Demütigung und Unterwerfung. Doch zum Glück werden die meisten von ihnen nachdenken und sich nach und nach von den Ketten ihrer Erziehung befreien.

Ich möchte hier nicht den Eltern den Schwarzen Peter zuschieben. Ich habe selbst eine Tochter, bin Frauenärztin und dazu noch eine Altachtundsechzigerin! Dadurch habe ich genug Erfahrung, um zu wissen, wie sehr wir Eltern unsere Kinder beschützen wollen; uns wünschen, ihnen dabei helfen zu können, alle Probleme im Leben zu vermeiden; sie mit guten Ratschlägen überhäufen und nur eines wollen: dass sie glücklich werden. Ich bin mir der Bedeutung dessen durchaus bewusst, was wir ihnen durch unsere Sitten und Bräuche mit auf den Weg geben wollen, und ich weiß andererseits auch, wie schwer es ist, zu verändern, was man einmal gelernt hat. Denn es gibt eben immer noch solche Traditionen wie die Beschneidung, die die Frauen, die sie als Mädchen über sich ergehen lassen mussten, für das ganze Leben verstümmelt und leiden lässt. Trotzdem bestehen bis heute noch immer viele Mütter darauf, dass ihre Töchter dasselbe Schicksal erleiden – damit die Tradition fortgesetzt wird und das Mädchen „rein" ist. Manche Frauen haben einfach keine Wahl.

Es gibt natürlich kein ideales Erziehungssystem. Eltern geben ihr Bestes. Wir bekamen alle etwas von ihren kleinen „Macken" mit auf den Weg. Und da sind natürlich auch noch unsere angeborenen Eigenschaften. Denken Sie nur daran, wie unterschiedlich zwei Schwestern sein können, die von denselben Eltern erzogen wurden!

***Sie sind einzigartig – sei es in der Art, wie Sie auf Ihre Umwelt reagieren, oder wie Sie mit Ihrem Partner in bestimmten Augenblicken verschmelzen.***

Jede Frau ist einzigartig und sie reagiert sexuell nicht so wie andere Frauen. Und so werden sie, wenn sie mit ihrem Partner zusammen sind, sexuell, ihrem Temperament entsprechend, ganz unterschiedlich reagieren. Die eine Frau ist sich ihrer selbst sehr sicher und fühlt sich wohl in ihrem Körper: Sie wird keine Schwierigkeiten haben, sich Hals über Kopf auf leidenschaftliche Umarmungen einzulassen. Die andere ist schüchterner, zurückhaltender und weniger ausgelassen und wild beim Liebesspiel. Und die Dritte ist ängstlich – vielleicht weil sie falsche oder dem Zeitpunkt oder der Situation nicht angemessene Berührungen erfahren musste – und wird sich immer selbst die Schuld dafür geben und sich daran hindern, geliebt zu werden.

In Wirklichkeit sind die Dinge nicht einfach, und wenn Frauen erst einmal das Jugendalter erreicht haben, haben sie bereits alle eine unterschiedliche Geschichte und jede von ihnen hat ein anderes Päckchen zu tragen, was die Sinnesempfindungen und die Psyche anbelangt. Zum Glück gibt es unglaublich viele Chancen für alle Menschen, sich lieben zu lassen … egal, ob sie klein, rund, zu rund, zu klein, nicht groß genug, zu behaart, ernsthaft oder offen sind.

Und jede von Ihnen, meine Damen, trifft dann eines Tages Ihre bessere Hälfte. Seien Sie also bereit, legen Sie Ihren „Mantel von allerlei Rauhwerk"* ab und betrachten Sie sich selbst wohlwollend; seien Sie einfach Sie selbst; seien Sie stolz auf das, was Sie innerlich und äußerlich sind; schätzen Sie das, was an Ihnen besonders ist und wodurch Sie sich von anderen unterscheiden. Dann wird man Sie leichter lieben und Sie können in Ruhe Spaß am Sex haben.

## Lieben Sie Ihren Körper

Hat Ihr Busen eine andere Form oder ein anderes Aussehen, als er Ihrer Meinung nach haben sollte? Was macht das schon! Was zählt, ist, wie empfindsam er auf Berührungen reagiert. Wenn Sie

* Siehe „Allerleirauh", ein Märchen der Brüder Grimm; siehe auch Fußnote auf Seite 129 f. (Anm. d. dt. Hrsg.)

Ihren Busen so lieben und akzeptieren, wie er ist, werden Sie die zärtlichen Berührungen mehr genießen können, mit denen er bedacht wird.

Sie finden Ihre Schamlippen zu groß, zu asymmetrisch oder sogar hässlich? Da sind Sie auf dem falschen Dampfer: Sie sind genau so, wie sie sein sollen. Sie sind ein Versprechen des Glücks; eine Blume, deren Blütenblätter anschwellen, sich öffnen und von Liebestau benetzt werden. Ihr Intimbereich ist Ihnen nicht sehr vertraut? Dann gehen Sie auf Entdeckungsreise und erforschen Sie die feuchten Täler und die Erhebungen in Ihrer Scheide.

***Betrachten Sie sich anders, lieben Sie sich, Sie sind es wert, geliebt zu werden.***

Ihr Intimbereich ist Ihnen fremd? Auf geht's, meine Damen! Entdecken Sie ihn, erforschen Sie Ihre feuchten kleinen Schamlippen, die Ihre Vagina bedecken.

Nein, Ihre Vagina ist nicht einfach ein Loch oder was Sie sonst noch denken könnten, sie ist vielmehr ein feuchtes, elastisches und sensibles „Schwämmchen", das von Furchen durchzogen ist. Nein, sie ist nicht seltsam, nicht irgendein Gefäß, das einfach zur Aufnahme einer Substanz dient, sondern eine elastische und empfindsame Scheide, die Ihnen viel Freude schenken kann, wenn Sie lernen, sich ein richtiges Bild von ihr zu machen. Diese Hülle ist nichts Schmutziges, weil durch sie jeden Monat Ihr Menstruationsblut ausgeschieden wird, weil sie dazu dient, ein Baby, das Sie neun Monate unter Ihrem Herzen getragen haben, in die Welt zu entlassen, oder weil ein Mann beim Liebesakt seinen Samen darin abspritzt.

Dank Mutter Natur (und unseren weiblichen Hormonen) hat die Scheide ein fantastisches „Selbstreinigungssystem", für das eine ausgeglichene Scheidenflora sorgt. Wenn man sich nicht in den Kopf setzt, übertriebene Reinigungsorgien zu veranstalten, ist die Vagina ein blühendes, einladendes Tal. Die Feuchtigkeit, die dort herrscht, ist für das schmerzlose und leichte Eindringen des Penis und seine Bewegungen darin unerlässlich. Die Scheidenflüssigkeit ist eine ganz natürliche Absonderung Ihres Körpers, wie der Speichel: Versuchen Sie also nicht, etwas daran zu ändern oder sie auszutrocknen. Es gibt keinen Grund, sich für diese Feuchtigkeit zu schämen. Sie ist ganz im Gegenteil ein Attribut Ihrer Weiblichkeit und der Beweis dafür, dass Sie eine gesunde und lebendige Vagina haben.

Ihre Klitorisperle überragt Ihre kleinen Schamlippen. Sie ist mehr oder weniger groß und bei jeder Frau etwas anders angelegt (das heißt, sie liegt mehr oder weniger weit von der Vaginalöffnung entfernt: Das ist von Bedeutung, denn wenn sie näher am Scheideneingang liegt, wird sie durch den Druck bei der Penetration leicht mit stimuliert). Außerdem ist sie je nach Frau mehr oder weniger von einer Vorhaut überdeckt, die einer Kapuze gleicht (bei manchen Frauen ist diese Hautfalte so dick, dass man sie wie eine Kapuze zurückschieben muss, um die Sensibilität der Klitoris besser spüren zu können).

Dieser Teil der Klitoris wird manchmal auch als „kleiner Penis" bezeichnet und damit abermals zu einer Miniaturausgabe degradiert. Die Klitorisperle ist zwar klein, aber oho! Lassen Sie sich also durch solche Äußerungen nicht einschüchtern. Sie ist tatsächlich eine hochempfindsame „Perle". Und wenn sie nach den Regeln der Kunst stimuliert wird, öffnet sie Ihnen das Tor zur Ekstase. Mit wenigen Ausnahmen (wenn sie zu weit von der Vulva entfernt liegt, eine Vorhaut besitzt, die den darunterliegenden sensiblen Teil zu stark abdeckt, oder wenn sie verstümmelt wurde) ist die Klitorisperle jeder Frau sensibel.

Da die Klitorisperle außen liegt, haben die Berührungen im Alltag, etwa beim Duschen, beim Tanzen oder Fahrradfahren, beim Reiten und beim Kontakt mit dem Höschen, bereits gewisse Verbindungen zwischen der Klitoris und dem Gehirn hergestellt. Durch die Reibung bei Ihren Bewegungen, die Sie während Ihrer ganzen Kindheit und Jugend gespürt haben, sind Sie sich bereits der Sensibilität Ihrer Klitoris bewusst geworden. Ihr Gehirn tut zwar vielleicht so, als ob nichts geschehen wäre, tatsächlich gibt es jedoch gewisse Wiedererkennungssignale: ein Prickeln, ein Ziehen, ein leichtes Zucken oder feines Stechen. Ein Reflex ist entstanden, und bei den ersten Berührungen und Liebkosungen dieser hochempfindsamen kleinen Perle spüren Sie die Lust in sich aufsteigen.

Beim Vorspiel, wenn Ihr Partner Sie streichelt und liebkost, schwellen Ihre Schamlippen an, Ihre Klitorisperle wird hart und richtet sich auf, Ihre Vulva öffnet sich leicht und wird feucht, damit sein Penis leichter in Ihre Scheide eindringen kann, die durch ihre wellenförmigen Kontraktionen zu verstehen gibt, dass sie ihn ungeduldig erwartet. Das ist die Erregungsphase. Je nach Ihrer Tagesform und je nachdem, wie viel Erfahrung Ihr Partner hat, kann diese Phase kürzer oder länger dauern, bevor Sie zum Höhepunkt kommen und sich anschließend wieder entspannen.

Wenn Sie sich angewöhnen wollen, sich dieser Empfindungen und Gefühle bewusst zu werden, sollten Sie wissen, dass Ihr ganzer Körper am Liebesakt teilnimmt: Sie atmen schneller und geräuschvoll, Ihr Puls geht immer schneller und Ihre Muskeln ziehen sich zusammen.

## Ein kurzer Ausflug in die Anatomie

Wir haben über Ihre Vulva, Ihre Vagina, Ihre Klitoris und Ihren Muttermund, der am Ende Ihrer Vagina und vor Ihrem Gebärmutterhals liegt, gesprochen – vier verschiedene Organe also, während es eindeutig klar ist, welches das hauptsächliche Sexualorgan des Mannes ist! Jetzt verstehen Sie sicherlich, weshalb die Sache bei uns Frauen komplexer ist! Wie anders alles ist! Mehrere Organe und Gewebe und damit unterschiedliche Empfindungen und folglich auch verschiedene Reaktionen: kurz und gut nichts, was jedes Mal wieder genau so wäre wie das letzte Mal. Jedes dieser Organe möchte berührt, es möchte gestreichelt, entdeckt werden, damit Ihr Gehirn all die verschiedenen Empfindungen erkennen, einordnen, sich zu eigen machen und sie Ihnen in Form von Befriedigung und Lustempfinden in einer Form zurückgeben kann, die Sie erfüllen wird.

Aber das ist noch nicht alles. Sie haben noch einen Schatz, ein anderes kleines Organ, das ebenfalls gut auf sexuelle Stimulierungen reagiert, das den meisten Frauen und Männern aber leider nicht sehr bekannt ist. Wir sprechen hier über die „weibliche Prostata", nach dem berühmten Frauenarzt Ernst Gräfenberg, der bereits in den 1940er-Jahren vermutete, dass es einen solchen Bereich gibt, „G-Punkt" genannt. Sie haben also auch eine Prostata, meine Damen, wie Ihr Partner, aber natürlich viel kleiner. Nein, der G-Punkt ist kein Mythos mehr, denn ein Wissenschaftler hat durch histologische Untersuchungen (um die Jahrtausendwende) nachgewiesen, dass es dieses Gewebe tatsächlich gibt. Viele Frauen sind sich gar nicht bewusst, dass sie dieses kleine Organ haben, oder sie wissen bis heute nicht, dass es ein solches Organ überhaupt gibt, denn Sie können es auch mit ihrem kleinen Handspiegel nicht sehen.

Der G-Punkt liegt im vorderen Bereich der Scheidenwand auf der Oberseite (also zum Bauch hin), etwa zwei Fingerbreit vom Scheideneingang entfernt, direkt hinter dem Schambein. Auch wir Frauenärzte mit unserem *Spekulum,* mit dem wir die Scheidenwände auseinanderziehen, können dieses Gewebe nicht sehen. Was wir sehen können, ist eine von vielen Rillen durchzogene Oberfläche, die einen Bereich mit fleischigem, gut innerviertem Gewebe begrenzt, in das diese kleine Drüse eingebettet ist. Nur wenn auf diese Oberfläche von der Größe eines 20-Cent-Stücks wiederholt Druck ausgeübt und sie zärtlich berührt wird, kann diese zum Leben erweckt werden, kann sie dazu gebracht werden, zu reagieren und anzuschwellen … das ist für uns das einzige Zeichen dafür, dass es sie tatsächlich gibt.

Wenn Ihr G-Punkt stimuliert wird, löst das ein anderes Lustgefühl aus, als wenn Ihre Klitoris erregt wird. Es fühlt sich intimer, vielleicht dumpfer, ausgedehnter und tiefer an, und das Lustgefühl, das sich von dort ausbreitet, wenn Sie Ihren Höhepunkt erreichen, ist unglaublich intensiv. Aber vergessen Sie nie, dass dieses erektile Gewebe, wenn es nie stimuliert und erregt wurde, von Ihrem Gehirn – im Gegensatz zur Klitoris, die Sie schon immer mehr oder weniger bewusst wahrgenommen haben – nicht erkannt wird. Es braucht Zeit und Geduld, damit sich diese ganz spezielle Empfindsamkeit und die Empfindungsreaktion in Ihrer Großhirnrinde festsetzen können.

Vielleicht haben Sie jetzt erst entdeckt, dass es einen G-Punkt gibt. Das ist gut, aber strengen Sie sich nicht unnötig an, um die genaue Position dieses kleinen Bereichs zu bestimmen. Denn das ist gar nicht wichtig für Sie. In Wirklichkeit handelt es sich bei diesem kleinen Organ gar nicht um einen „Punkt", wie der Name vermuten lässt, sondern eher um eine Zone. Wichtig ist allein, dass diese zum Leben erweckt wird. Am besten beginnen Sie, sich diesen Bereich bildlich vorzustellen, beispielsweise als kleine Koralle oder als kleinen Meeresschwamm, und entdecken dann die Empfindungen, die durch sein Anschwellen, wenn er zärtlich und langsam zum Schambein hin gestreichelt wird, bei Ihnen ausgelöst werden.

Sie werden sich also streicheln, das ist gut, aber üben Sie sich in Geduld, meine Damen. Machen Sie Ihre Übungen sehr oft und konzentrieren Sie sich darauf, was Sie dabei empfinden, was Sie spüren. Warten Sie nicht ungeduldig auf eine sofortige Explosion. Die weibliche Prostata besteht aus einer kleinen, traubenförmigen Gruppe von Drüsen, die um den Harnröhrenkanal herum verstreut liegen. Wo genau sie liegen, das kann von Frau zu Frau ganz unterschiedlich sein: Bei manchen Frauen liegen sie näher an der Harnröhrenmündung, bei anderen weiter innen. Auch die Dicke und der Umfang des G-Punkts können unterschiedlich sein, aber dieser kleine verborgene Schatz existiert zumindest bei den meisten Frauen (bei 80 Prozent).

Nach und nach werden die Nervenbahnen zum Gehirn immer intensiver reagieren ... und Sie werden das Lustgefühl immer leichter und schneller wahrnehmen können.

*Sonia, 42 Jahre, ist verheiratet. Sie kommt in meine Praxis, um mit mir über ihren Wunsch zu sprechen, sich beim Orgasmus endlich vollkommen erfüllt zu fühlen. (Sie bekommt zwar einen klitoralen Orgasmus, möchte aber die Palette ihrer Empfindungsfähigkeit erweitern.) Ich untersuche sie und gebe ihr dann Tipps.*

**Tipps**

Orientieren Sie sich neu und werden Sie sich all Ihrer Schätze bewusst.

Lassen Sie Ihren Partner umlernen.

Nach drei Monaten sehe ich Sonia wieder, die ganz aus dem Häuschen ist: „Ich habe unglaubliche Orgasmen!“ Sie hat es also geschafft, sie hat eine „Gebrauchsanweisung“ und jetzt klappt es jedes Mal!

Wird der G-Punkt langsam und geduldig erregt, so geschieht noch etwas anderes: Die angeschwollenen Drüsen setzen, wenn sie – durch das starke Zusammenziehen der elastischen Gewebefasern, die um sie herum liegen – prall gefüllt sind, eine schaumige, leicht säuerliche Flüssigkeit frei, die die bereits durch die Erregung entstandene vaginale Befeuchtung noch weiter verstärkt, die Scheidenwände noch gleitfähiger macht und die Qualität des sexuellen Erlebens für beide Partner noch intensiver werden lässt.

Sie haben bestimmt schon einmal von den *Femmes fontaines* [Springbrunnenfrauen] gehört oder vielleicht sind Sie ja sogar selbst eine. Diese Frauen können viel von dieser Flüssigkeit ausstoßen ... so viel, dass sogar die Bettwäsche manchmal ganz nass ist.

Bei Frauen, die nur wenig Flüssigkeit ausscheiden, ist das meist relativ unproblematisch. Der Partner wird diese Wirkung mit einem gewissen Stolz seiner kraftvollen Männlichkeit zuschreiben. Frauen, die hingegen praktisch das ganze Bett überschwemmen (sie sind jedoch eher selten), schämen sich oft dafür. Das ist umso verständlicher, da noch bis vor gar nicht so langer Zeit behauptet wurde, dass es sich bei dieser Flüssigkeit um Urin handele, der durch die vollkommene Entspannung der Muskulatur beim Orgasmus ausgeschieden werde. Ich habe selbst eine Freundin, die heute um die fünfzig ist und die man im Alter von zwanzig Jahren zum Psychiater geschickt hatte, da sie seit der Hochzeitsnacht beim Sex praktisch immer das ganze Bett unter Wasser setzte. Tatsächlich stammt diese Flüssigkeit aus den Prostatazellen, die wie die Beeren einer Traube aussehen und sich mit zunehmender Erregung immer stärker füllen, bis sie so prall mit Flüssigkeit gefüllt sind, dass sie diese im Augenblick des Orgasmus mit einem Schlag über kleine Kanäle in die Harnröhre entleeren.

Kein Grund also, sich zu schämen, sondern eher ein weiteres gutes Zeichen, denn wir besitzen nicht nur eine Prostata, sondern können auch ejakulieren und dabei ungeheure Lust empfinden – wie ein Mann.

# 2

# Der G-Punkt

## Die Erforschung des G-Punkts

Bereits im 17. Jahrhundert beschrieb der niederländische Arzt Reinier De Graaf ein Schwellgewebe, das um die weibliche Harnröhre herum liege und in der Lage sei, „eine klare, leicht säuerliche und salzige Flüssigkeit abzusondern, die die weibliche Libido steigert". Zweihundert Jahre später ist der Amerikaner J. C. Skene der Ansicht, diese Strukturen, die bis heute in allen medizinischen Handbüchern seinen Namen tragen (Skene-Drüsen), seien nur rudimentäre Reste eines Organs, die keine Bedeutung mehr hätten.

Später dann entwickelt der berühmte deutsche Gynäkologe Ernst Gräfenberg, der 1940 vor der Verfolgung durch die Nationalsozialisten in die USA auswanderte, zur Empfängnisverhütung den sogenannten Gräfenberg-Ring* und bemerkt in diesem Zusammenhang eine kleine erogene Zone in der vorderen Vaginalwand, etwa in der Mitte zwischen Muttermund und Vaginaleingang.

Außerdem beschreibt er das Phänomen der weiblichen Ejakulation im Zusammenhang mit den periurethralen Drüsen, die in diesem Bereich liegen. Ihm zu Ehren wird diese Zone sehr viel später von seinen Kollegen und Schülern „G-Punkt" genannt. Es fol-

* Vorläufer der modernen Spirale *(Intrauterinpessar)* zur Empfängnisverhütung, wird in die Gebärmutter der Frau eingesetzt (Anm. d. dt. Hrsg.)

gen die Arbeiten von J. W. Huffman, der Abgüsse von diesem Bereich macht* und damit den Startschuss zur modernen Erforschung des G-Punkts gibt.

In den folgenden Jahrzehnten wurde diese Region im Rahmen vieler Forschungsprogramme in den Vereinigten Staaten mit den unterschiedlichsten Schwerpunkten (sensitiv, histologisch, neuroendokrinologisch und biologisch) untersucht. In den 1970er-Jahren haben John Perry und Beverly Whipple (amerikanische Spezialisten, die von der Existenz des G-Punkts überzeugt waren) die „weibliche Ejakulation" erforscht. Hierbei handelt es sich um folgendes Phänomen: Frauen stoßen beim Sex eine Körperflüssigkeit aus, die sich in ihrer Zusammensetzung deutlich vom Urin unterscheidet. Die Wissenschaftler konnten nachweisen, dass in dieser Flüssigkeit prostataspezifische saure Phosphatase (PAP) enthalten ist, die in Urin nicht vorkommt, hingegen aber ein Marker der männlichen Prostata ist. Außerdem hat Beverly Whipple im Rahmen ihrer Forschungen festgestellt, dass die vaginale Masturbation eine beruhigende Wirkung hat, da sie mit einer Erhöhung der Schmerzschwelle einhergeht. Die Schmerzschwelle steigt an, je angenehmer die vaginale Stimulation ist … bis hin zum Orgasmus.

In einer Studie wurde die sexuelle Reaktion von Frauen zweier Gruppen untersucht: Die Frauen der einen Gruppe kamen nur mithilfe sexueller Fantasien zum Orgasmus; die Frauen der anderen Gruppe wiesen eine vollständige Läsion des Rückenmarks auf. Bei beiden Gruppen konnte nachgewiesen werden, dass die Frauen zum Orgasmus kommen konnten, indem sie die vordere Vaginalwand (G-Punkt) oder den Muttermund selbst stimulierten, aber auch, indem sie sich ausschließlich sexuellen Fantasien hingaben. In derselben Studie haben Beverly Whipple und ihre

* Der Gynäkologe Dr. Huffman schuf bei der Autopsie von Frauen Wachsmodelle von der weiblichen Prostata (Anm. d. dt. Hrsg.)

Mitarbeiter festgestellt, dass beim Orgasmus auch bei den Frauen mit vollständiger Läsion des Rückenmarks im Gehirn elektrophysiologische Ströme messbar waren. Diese Studien haben gezeigt, dass die Frauen bei Erregung des G-Punkts besonders stark reagieren, und weisen darauf hin, dass es einen neurologischen Reflexbogen gibt, der das Rückenmark überbrückt und die Genitalien direkt über den empfindlichen Vagusnerv mit dem Gehirn verbindet.

In jüngster Zeit haben insbesondere die Arbeiten von Professor Milan Zaviacic (einem slowakischen Pathologen und forensischen Mediziner), die er über einen Zeitraum von siebzehn Jahren mit mikroskopischen und histochemischen Methoden durchführte, Aufsehen erregt, als er sie zusammen mit seinen Mitarbeitern auf dem 15. Kongress für Sexualwissenschaft (2001) vorstellte.

**200 Autopsien an Frauen verschiedenen Alters ergaben, dass**

- man dieses Drüsengewebe bei 80 Prozent der untersuchten Frauen findet;
- dieses Gewebe bei 60 Prozent vorn in der Nähe der Harnröhrenöffnung liegt;
- es bei 10 Prozent weiter hinten in Höhe der von Ernst Gräfenberg entdeckten Zone (G-Punkt) liegt (dort, wo die Harnröhre in die Blase entspringt, das heißt in der Mitte zwischen dem Muttermund und dem Vaginaleingang);
- dieses Gewebe sich bei 10 Prozent über die gesamte Harnröhre erstreckt;
- es nur bei 8 Prozent der Frauen unzureichend ausgebildet und daher wenig reaktionsfähig ist.

# Die Lage des G-Punkts

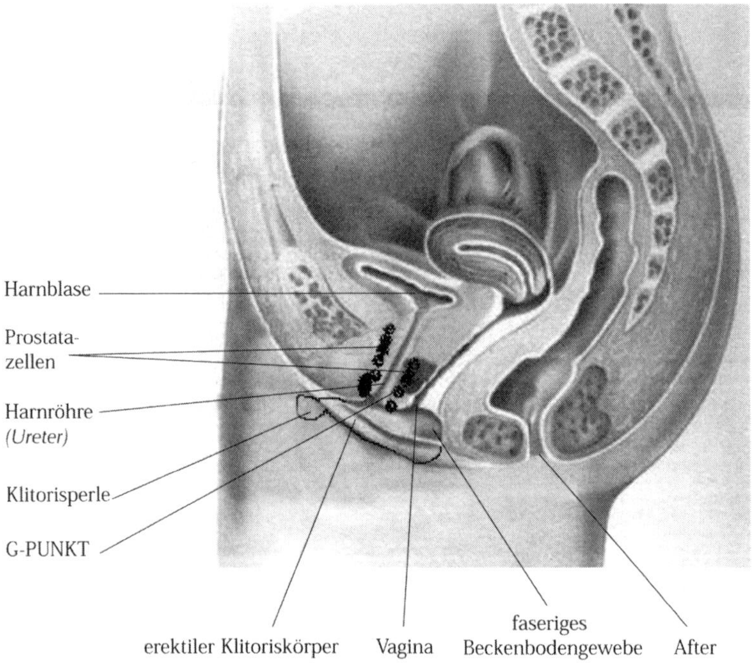

Seit 2001 wird diese Zone vom Internationalen Verband der Anatomen und Pathologen als weibliche Prostata bezeichnet. Neueste Forschungsergebnisse lassen den Schluss zu, dass die „weibliche Prostata" den gleichen embryologischen Ursprung hat wie die männliche. Doch da aus diesem Organ keine oder nur wenige androgene Sekretionen stattfinden, hat es nur ein Fünftel bis ein Viertel des Gewichts der Prostata eines erwachsenen Mannes (weniger als fünf Gramm).

## Wo genau liegt der G-Punkt denn nun?

Das Gewebe des G-Punkts ist nichts anderes als eine Art traubenförmige Anordnung von Drüsenzellen, die den gesamten Harnröhrenkanal im Bereich des Beckenbodens wie eine lockere Hülle umgibt. Bei Stimulierung schwellen die Beeren der Traube an, sie füllen sich. Durch Aktivierung der Drüsenzellen produzieren sie eine Flüssigkeit, die im Augenblick des Höhepunkts, wenn sich die Vagina mehrmals heftig rhythmisch zusammenzieht, über Ausführungskanäle entlassen wird. Diese münden direkt hinter der Harnröhrenöffnung in den perinealen Abschnitt der Harnröhre. Bei manchen Frauen ist der gesamte Bereich der unteren Harnröhre mit diesem Gewebe ausgekleidet, bei anderen ist es weniger stark entwickelt.

Ob es den G-Punkt nun tatsächlich gibt, das wurde lange Zeit diskutiert und auch vielfach bestritten, doch seit den Arbeiten von Professor Milan Zaviacic ist er kein Mythos mehr. Der Nachweis ist erbracht. Der G-Punkt liegt zugegebenermaßen gut versteckt und bleibt meist unerkannt, aber die überwiegende Mehrheit der Frauen hat eine Prostata. Der G-Punkt kann mehr oder weniger entwickelt sein und liegt im Harnröhren-Vaginalgewebe in einem Bereich, der um bis zu zwei Zentimeter variieren kann. In dieser Zone liegen Drüsenzellen, die in ein gut mit Blut- und mit Lymphgefäßen durchzogenes Bindegewebe eingebettet sind.

Wird die Frau durch zärtliche Berührungen sexuell erregt, so kommt es in der Umgebung des G-Punkts zu einem Blutandrang*, die Drüsen schwellen an und erzeugen bei optimaler Erregung eine Flüssigkeit, die im Augenblick der höchsten Lust ausgestoßen wird. Die „Springbrunnenfrauen" produzieren sehr viel von dieser leicht säuerlich riechenden Körperflüssigkeit. Sie enthält prostataspezifisches Antigen (PSA) – dasselbe, das auch von der männlichen Prostata erzeugt wird und das heutzutage nachgewiesen werden kann. Das von der weiblichen Prostata ausgestoßene Ejakulat vermischt sich mit der bereits in der Vagina vorhandenen Flüssigkeit und sorgt für die Gleitfähigkeit der Vagina *(Lubrikation)* und die Befeuchtung der Vulva beim Sex.

Die Kontraktionen der Beckenmuskeln während der sexuellen Stimulation der Klitoris einerseits und der weiblichen Prostata andererseits wurden gemessen und analysiert und haben gezeigt, dass es hier auch zu zwei verschiedenen Arten von Orgasmus kommt: zu einem klitoralen und zu einem „urethralen" oder an der weiblichen Prostata ausgelösten Orgasmus. Wird der G-Punkt stimuliert, dann zieht sich der sogenannte PC-Muskel (*Musculus pubococcygeus,* Schambein-Steißbein-Muskel) ein bisschen stärker zusammen als bei der klitoralen Stimulation, seine Kontraktion hat aber einen ganz ähnlichen Verlauf. Die Reaktion der Gebärmuttermuskeln erfolgt langsamer, sowohl bei der Stimulation der Klitoris als auch bei der Stimulation des G-Punkts, tritt jedoch im Augenblick des Orgasmus hinzu, während die Spannung des PC-Muskels in beiden Fällen aktiv aufrechterhalten bleibt.

Beim klitoralen Orgasmus ist außerdem zu beobachten, dass die Muskeln der Gebärmutter ein wenig reagieren. Beim Orgasmus, der von der weiblichen Prostata ausgelöst wird, ist die Aktivität der Gebärmuttermuskeln auch intensiv und von der Aktivität des PC-Muskels überlagert.

* verstärkte Durchblutung (Anm. d. dt. Hrsg.)

Andererseits konnte bei den Aufzeichnungen der Muskelspannungen des PC-Muskels und der Gebärmuttermuskulatur beim einfachen Orgasmus oder bei aufeinanderfolgenden Orgasmen gezeigt werden, dass es hier tatsächlich zwei Arten von Orgasmen gibt, den klitoralen und den von der Prostata ausgelösten Orgasmus, deren Vermittlung von den beteiligten Nervenfasern und unterschiedlichen Reflexen abhängt.

## Welche Funktionen hat die weibliche Prostata?

Welche Aufgaben dem Prostatagewebe oder dem G-Punkt bei der sexuellen Stimulation zukommen, das ist also heute aufgeklärt: Je nachdem, wie gut sich die Frau entspannen kann, wird mehr oder weniger Ejakulat produziert und die Erregung löst einen vaginalen Orgasmus aus. Weibliches Ejakulat ist kein Urin, sondern eine alkalische Flüssigkeit, die die weibliche Libido steigert und anziehend auf den Partner wirkt.

Das Gewebe der weiblichen Prostata ist schwammartig und erinnert an eine Traube, die aus vielen kleinen Beeren (Drüsen) besteht. Bei Erregung kommt es in diesem Bereich zu einem Blutandrang, und die Drüsen stoßen die Ejakulationsflüssigkeit mit der Kontraktion der sie umgebenden Muskeln durch ihre vielen kleinen Kanäle aus. Dieses Ejakulat ist nicht immer und in jedem Fall vorhanden, aber wenn es auftritt, kann es eine ziemlich beständige und erstaunliche Bereicherung für die Frau darstellen.

Das Ejakulat befeuchtet das Oberflächengewebe der Vagina zusätzlich zu der bei steigender Erregung abgegebenen Flüssigkeit, sodass der Penis in der Vagina noch besser gleiten kann und die Penetration lustvoller ist. Die Flüssigkeit erhöht die Libido. Beim Orgasmus strömt dann noch mehr Flüssigkeit aus der Harnröhrenmündung aus und vermischt sich mit den Spermien und den eigentlichen vaginalen Flüssigkeiten.

Die weibliche Prostata (oder der G-Punkt) ist also kein Mythos mehr. Die meisten Frauen haben eine Prostata (80 Prozent) und diese hat eine genau definierte Aufgabe, was das weibliche Lustempfinden anbelangt.

Um Frauen diesen sexuellen Genuss zu verschaffen, muss der G-Punkt zuvor jedoch häufig berührt und gestreichelt werden, damit eine sensorische Verbindung zum Gehirn hergestellt und dieses Organ mental integriert wird. Außerdem muss es gut stimuliert werden, damit es seine Wirkung entfalten kann.

# 3

# Was macht die eigene Weiblichkeit aus? Akzeptieren, dass man anders ist

## Weiblichkeit – was ist das?

Sind wir uns unserer Weiblichkeit bewusst und akzeptieren wir unser geschlechtsspezifisches Anderssein, dann empfinden wir leichter Lust beim Sex mit unserem Geliebten. Viele Frauen beklagen sich darüber, dass ihr Sexualorgan beim Liebesakt nicht reaktionsfreudig genug ist. Wenn sie aber mit den Gedanken ganz woanders sind, wie wollen sie dann vor Lust explodieren?

Wenn ich den Frauen, die zu mir in die Praxis kommen, zuhöre, wird ganz deutlich, wie groß ihr Wunsch ist, einen lustvollen Orgasmus zu erleben. Aber ich merke auch, wie wenig bewusst sie sich der vielen Möglichkeiten sind, die ihre Weiblichkeit birgt.

Unter dem Vorwand, dass die Frau sich dem Mann öffnet, das männliche Geschlecht in sich aufnimmt, sich hingibt, verhalten sich Frauen wie eine Stadt, die sich im Belagerungszustand befindet: passiv dem Angreifer gegenüber, beeindruckt von seinem stolzen Schwert und bereit, sofort zu kapitulieren. Sie fühlen sich unfähig, überfordert und irgendwie unvollständig. Wer sind sie nun eigentlich – eine Geliebte, eine zukünftige Mutter, eine Hausfrau oder eine fantastische Rechtsanwältin? Ja, es ist schwierig, eine Frau zu sein und ein ruhiges Leben mit all den verschiedenen Rollen zu führen. Wie wollen sie diese Rollen, die sie zu zerreißen drohen, miteinander in Einklang, unter einen Hut bringen? Wer sind sie tatsächlich?

Für welche Rolle sollen sie sich entscheiden? Wie sollen sie mit all diesen „Persönlichkeitsanteilen“ leben? Will man einer ganzen Reihe von Frauen Glauben schenken, so ist es ihre Fähigkeit, einen Orgasmus zu bekommen, die aus ihnen eine Frau macht.

*„Ich bin vierzig Jahre alt und habe einen neuen Partner, ich möchte intensive Lust erleben und einen Orgasmus bekommen, um mich als Frau zu fühlen.“*

Hier kann ich nur entgegnen: „Aber Sie sind doch eine Frau, Sie wissen nur nicht, was Ihre weibliche Identität eigentlich ausmacht: Ist es Ihre Vagina, in die Sie nicht hineinsehen können? Ist es Ihr Körper mit dem Po, den Brüsten und den Hüften oder ist es, wie verführerisch Sie auf Männer wirken, oder Ihre Fortpflanzungsfähigkeit oder ist es etwa Ihr Lustempfinden, das Sie ausmacht?“

Für viele Frauen ist das ein schwieriges Problem. Und je nach Herkunft und Erziehung ist es mehr oder weniger kompliziert. Für die Männer ist es ganz einfach: Es ist ihr Penis, der sie zum Mann macht. (In der Pubertät wird für sie die Größe des Penis so wichtig, dass sie ihn so oft wie möglich mit dem ihrer Freunde vergleichen, um sich ihrer sexuellen Attribute zu versichern). Und als Erwachsene erleben sie ihre Männlichkeit sehr viel heiterer als wir unsere Weiblichkeit, insbesondere wenn sie ihre Männlichkeit gut im Griff haben.

**Seien Sie stolz auf das, was Sie sind, wie Sie sind, und auf das, was Sie haben.**

Was Ihre Weiblichkeit ausmacht, ist all das, was ich Ihnen bereits aufgezählt habe, meine Damen. Allerdings dürfen Sie dabei Ihre Vagina nicht vergessen, auch wenn Sie sie nicht sehen können. Wenn Sie Ihr Geschlechtsorgan in seiner ganzen Komplexität mental integriert haben, werden Sie sich ganz und gar als Frau fühlen und sich auch so verhalten. Das weibliche und das männliche Geschlecht wurden allzu oft miteinander verglichen und gegeneinander ausgespielt. Doch tatsächlich ist es so: Aufgrund ihrer Unterschiedlichkeit ergänzen sie einander so gut und funktionieren wie ein Schlüssel und das dazu passende Schloss. Außerdem ist jede Frau körperlich anders gebaut und genau das macht die Vielfalt und Schönheit unserer Welt aus.

Sie haben alles, was Sie brauchen, meine Damen: einen Busen, Hüften und ein kleines, aber fantastisch komplexes Sexualorgan. Machen Sie sich nicht selbst zum Opfer von Moden oder Trends. Sie haben einige Rundungen? Was soll's! Genau das ist Weiblichkeit. Ihre Lippen sind zu dick oder zu dünn? Was macht das schon? Was zählt, ist einzig und allein, wie Sie Ihre Trümpfe ausspielen. Denn Sie haben Trümpfe auf der Hand ... und erst wenn Sie sich selbst lieben, mit all Ihren Besonderheiten, werden Sie wirklich für das geliebt werden, was Sie sind.

## Die Weiblichkeit in Ihrem Kopf

Es ist nicht einfach, eine gesunde Vorstellung von unserer Weiblichkeit zu bekommen. Es scheint sogar immer schwieriger zu werden. Es beginnt mit der Pubertät und sogar schon in der Zeit davor, wenn wir anfangen, uns herauszuputzen, und uns wie eine junge Frau benehmen, obwohl wir im Grunde noch kleine Mädchen sind.

Mädchen haben ein Geschlechtsorgan, um Spaß daran zu haben, um damit Lust zu erleben, aber es ist eben auch dafür da, das Fortbestehen der Menschheit zu sichern.

Mädchen möchten geliebt werden, sie geben sich hin, sie können aber auch auf jemanden „hereinfallen".

Mädchen möchten attraktiv sein, aber dann kann es sein, dass sie für eine „oberflächliche Tussi" gehalten werden, die man benutzt und dann einfach wegwirft.

Mädchen möchten ihre ersten Erfahrungen mit Sexualität machen, aber was ist mit den sexuell übertragbaren Krankheiten?

Mädchen möchten nicht, dass man sagt, sie seien „leicht zu bekommen". Und sie wollen nicht für dumm gehalten werden.

In dieser Übergangsphase könnten sie ihre Kindheit und ihre Erziehung verarbeiten sowie all die neuen körperlichen Informationen und Erfahrungen. Das ist eine Heidenarbeit!

Aber häufig tun sie das nicht, denn sie wollen sein wie die anderen; sie wollen nicht das Gefühl haben, den anderen in irgendetwas nachzustehen; sie wollen jemand sein, der immer ganz vorn mit dabei ist. Aber auch nach dieser Phase, als Erwachsene dann, haben manche Frauen ihren Entwicklungsprozess noch nicht abgeschlossen. Ihre Weiblichkeit ist immer noch etwas Undeutliches, sie ist wenig fassbar, etwas Verwaschenes: Frauen leben jetzt zwischen zwei Welten und sie sind unentschlossen. Ihre unbewusste Unsicherheit, ihre unterschwelligen Sorgen beeinflussen ihr Unbewusstes, denn sie sind wie ein Spinnennetz, das in seinen Fäden ihre Gefühle gefangen hält.

Sie möchten Spaß am Sex haben? Dann beginnen Sie am besten damit, zuerst einmal in Ihrem Kopf aufzuräumen. Lassen Sie Ihre Komplexe, Ihre Zweifel und all die Lektionen los, die Sie daran hindern, Sie selbst zu sein – sie wurden Ihnen von Ihren Eltern und anderen Bezugspersonen in bester Absicht mit auf den Weg gegeben und Sie haben sie einfach angenommen.

Legen Sie diese alte Haut ab wie eine Schlange.

Für einige von Ihnen wird das keine allzu schwierige Aufgabe darstellen: Ein paar gute Bücher und Gespräche mit Freundinnen ... und Sie sind so weit. Für andere wird es eine ziemliche Schinderei werden.

Sind Sie in Ihrer Weiblichkeit tief erschüttert worden? Hat man Ihre Weiblichkeit ausgelöscht oder haben Sie sie tief in Ihrem Unbewussten vergraben, sodass Sie gar nicht mehr wissen, wer Sie eigentlich sind? Wurden Sie vergewaltigt oder hat man Ihnen nicht zugehört, sind Sie besudelt oder in den Schmutz gezogen worden, hat man sich über Sie lustig gemacht? Schämen Sie sich, insbesondere Ihrer selbst? Dann unternehmen Sie etwas! Es gibt Fachleute, die Ihnen bei all dem Unterstützung geben können. Es ist ihre Arbeit, Ihnen wieder auf die Füße zu helfen und das Durcheinander in Ihrem Leben zu entwirren. Es gibt heute ein Heer kompetenter und gut ausgebildeter Spezialisten wie Sexologen, Psychologen und Psychiater, die Ihnen helfen können. Sie wissen nicht, wer für Sie am besten sein könnte? Sprechen Sie mit einem Arzt, dem Sie vertrauen, und bitten Sie ihn um eine Adresse. Versuchen Sie es. Sprechen Sie darüber.

Liegt Ihnen der eine Experte nicht, dann probieren Sie einfach einen anderen aus. Loten Sie alle Möglichkeiten aus, aber handeln Sie, nehmen Sie Ihr Schicksal in die Hand. Unsere Psyche zu Änderungen zu bewegen ist nicht immer leicht. Es ist nicht wie Gymnastik, die Fortschritte stellen sich nur langsam ein, man kommt einen Schritt voran und rutscht dann wieder einen halben zurück. Was soll's! Trotz allem, trotz dieser beschwerlichen Rückschläge, dieses Zagens und Zauderns werden Sie Fortschritte machen, werden Sie innerlich wachsen. Es kann lange dauern und manchmal auch schwierig sein, aber der Einsatz lohnt sich. Lassen Sie sich nicht von Ihrem Weg abbringen, lassen Sie sich nicht beirren … gehen Sie den Dingen auf den Grund, bringen Sie Licht ins Dunkel und fragen Sie nach. So werden Sie sich selbst neu zur Welt bringen und es wird ein „neuer Mensch" aus Ihnen.

Ich habe viele Frauen kennengelernt, die unerwünschte Berührungen über sich ergehen lassen mussten oder sogar vergewaltigt wurden und heute noch darunter leiden. Das Gefühl der Scham, das sie unentwegt begleitet, ihr Körper strahlt es förmlich aus in diesem erstarrten, gelähmten, gepeinigten Zustand. Aber wir haben nur ein Leben. Wenn Ihnen so etwas passiert ist, stellen Sie sich die Frage: „Will ich dieses Leben in einem erstarrten und unempfindlich gewordenen Körper verbringen?" Lassen Sie sich helfen, anstatt sich selbst für einen Fehler zu bestrafen, den der andere – der wirklich „Verrückte" – begangen hat.

*Claude ist 45 Jahre alt und kinderlos. Sie hat bisher noch nie eine dauerhafte Liebesbeziehung gehabt und nie sexuelle Lust empfunden. Sie wurde im Alter von 6 bis 14 Jahren regelmäßig von ihrem Großvater missbraucht, der sie immer mit in den Keller nahm. Ihre Eltern haben lange nicht begriffen, was da vor sich ging, und sie haben lange gebraucht, bis sie der Wahrheit ins Auge sehen konnten. Der Großvater ist jetzt seit einigen Jahren tot und Claude hat inzwischen mehrere Therapien gemacht. Das hat ihr mit der Zeit geholfen, dass sie überhaupt wieder sexuelle Beziehungen haben konnte, aber ihre Beziehungen enden meist im Chaos. Sie hat immer noch sehr viel Wut in sich und ihre seelische Verletzung schmerzt bis heute, weshalb sie auch immer wieder davon erzählen und ihr Herz ausschütten muss. Sie würde gern ganz unbeschwert Spaß haben und das Leben wieder in vollen Zügen genießen können. Ihre Verbitterung ist bis heute deutlich spürbar. Sie hat ihrem Großvater und vor allem sich selbst nicht vergeben und kehrt ihre Wut gegen sich selbst. Sie steckt zu tief in ihrem Leiden fest und kann der Lust am Sex noch keinen Platz einräumen. Und das trotz all ihrer Heilungsversuche. „Der Körper würde sich gern gehen lassen und sich liebevollen Berührungen hingeben, aber der Kopf, in dem die Gewalt und das Schuldgefühl immer noch präsent sind, wehrt sich dagegen. Aber es ist gut, dass Sie reagieren, denn wenn Sie es wirklich wollen, können Sie sich von Ihrer Scham und deren Auswirkungen befreien."*

Ich habe viele Mädchen getroffen, die auf diese Weise verletzt wurden und die allein oder mit der Hilfe von Freunden oder mit professioneller Unterstützung ihr Büßerhemd abgelegt und den Weg zu einer erfüllten Weiblichkeit gefunden haben. Nichts bleibt für immer so, wie es ist, das sollt ihr wissen, ihr kleinen Mädchen, denen man so etwas Schlimmes angetan hat! Wenn ihr es wirklich wollt, wenn ihr dafür sorgt, dass ihr bekommt, was ihr braucht, werden eure inneren Wunden heilen und ihr werdet sie vergessen. Und dann wird euer Körper erneut sensibel werden.

Aber es gibt natürlich nicht nur diese Extremfälle, in denen Mädchen vergewaltigt wurden oder einen gewaltsamen Übergriff erlebt haben. Es gibt auch die Frauen, die durch ein Wort, einen zweifelnden Gesichtsausdruck, ein schiefes Grinsen oder ein blödes Gekicher verletzt wurden und die deshalb innerlich ins Schlingern geraten sind. Die Körper von Millionen Frauen strahlen Scham und Zweifel aus. Trotz ihres freundlichen Lächelns, ihrer schicken äußeren Schale, ihrer Anstrengungen, dass andere ja nur nichts merken, kann ich sie sofort erkennen und, wenn sie in meine Praxis kommen, kann ich ihre Schale durchbrechen – glücklicherweise, denn dann kann ich ihnen genaue Ratschläge geben, ihnen einige Ihrer Tabus vor Augen führen, sie wieder auf die richtige Spur bringen und sie in gewisser Weise beruhigen und bestärken.

Machen Sie Ihre Weiblichkeit nicht an der Form oder der Größe dieses oder jenes Körperteils oder Organs fest, meine Damen. Richten Sie sich nicht nach Klischees, weder im Geistigen noch im Körperlichen.

Leider ist das Äußere, der Schein, heutzutage für die meisten so unglaublich wichtig! In meiner Sprechstunde stelle ich immer wieder fest, dass viele Frauen sich das Leben schwer machen wegen eines Pickels oder eines halben Gramms Fett zu viel, das dann auch noch an der „falschen" Stelle sitzt. Alle diese kleinen negativen Vorstellungen nagen an Ihrem Selbstbewusstsein und machen Sie im Moment der Intimität weniger empfindungsfähig, meine Damen. Sie möchten Ihr Verlangen spüren, Sie möchten Lust empfinden? Dann sollten Sie sich zunächst selbst die beste Freundin sein, mit Ihrem Körper glücklich und zufrieden sein.

Und wenn Sie sich dann Ihrem Partner hingeben, werden Sie umso empfänglicher sein. Stellen Sie sich nur einmal vor, Sie überreichten einem Freund ein Geschenk, von dem Ihnen weder der Inhalt noch die Verpackung gefiel. Stellen Sie sich Ihren Gesichtsausdruck vor, während Sie ihm das Geschenk in die Hand drücken: ein verdrossenes, zaghaftes und trauriges Gesicht. Und das kann bei dem, der das Geschenk entgegennimmt, genau das auslösen, was ihr Gesicht sagt, trotz der liebevollen Geste und auch wenn das Geschenk sehr wertvoll ist.

*Schenken Sie Ihrem Geschlechtsorgan mehr Aufmerksamkeit als Ihrem Körper!*

Seit Jahrtausenden schon kennen sich die Frauen aus in der Kunst der Verführung. Sie machen Ihren Körper mit Schminke, Kleidung, die ihre Figur betont, Parfüms und hochhackigen Schuhen sinnlich und attraktiv. All diese Dinge sind in unserer heutigen Zeit, in der das Äußere eine so große Rolle spielt, nur noch wichtiger geworden. Frauen tun all das aus Sorge, ob sie die richtige Liebesstrategie finden werden, aber sie sind sich ihres Geschlechtsorgans nicht bewusst. Sie sollten sich also nicht wundern, wenn es sie in dem Augenblick, in dem sie zärtlich berührt werden, nichts spüren lässt. Unglücklich kommen die Frauen dann zu mir in die Praxis und sagen: „Ich spüre nichts."

Viele Frauen übertreiben es noch heute mit der Selbstverleugnung und mit der Selbstaufgabe, nur um dem anderen zu gefallen, um akzeptiert und geliebt zu werden. Sie vergessen, wer sie wirklich sind. Als ob sie selbst zu sein nicht genug wäre; als ob das nicht ausreichte, um geliebt zu werden.

*Trauen Sie sich, Nein zu sagen. Achten Sie auf Ihr Verlangen, auf Ihre Bedürfnisse. Denken Sie zuerst an sich selbst …*

… dann werden Sie

weniger enttäuscht werden, Sie werden sich weniger oft in Ihrem Partner täuschen, wenn Sie von Anfang an Sie selbst sind, wenn Sie sich selbst treu sind.

Ihre Meinungen, Ihre Entscheidungen, Ihre Wünsche sind Ihre ureigensten. Verstecken Sie sie nicht, schließen Sie sie nicht in einen Schrank ein. Leben Sie sich selbst, verwirklichen Sie sich selbst, und wenn Ihr Partner nicht darauf eingeht, dann ist er es auch nicht wert, dann liebt er Sie nicht wirklich. Halten Sie nicht mit dem hinterm Berg, was Sie gern hätten, nur um dem anderen zu gefallen. Bei diesem Spielchen können Sie zum Schluss nur als Verliererin dastehen. Sprechen Sie mit Ihrem Partner, kommunizieren Sie, teilen Sie ihm Ihre Sicht der Dinge mit. Wenn Sie nichts sagen, wird das vom anderen immer als Zustimmung gewertet. Wie soll Ihr Gegenüber denn verstehen, was Sie sich wünschen, und es Ihnen geben, wenn Sie ihm nicht sagen, was Sie wollen?

Schon während des ersten Rendezvous schleichen sich Gewohnheiten ein und werden die Rollen festgeschrieben. Von diesem Augenblick an prägt sich dem anderen ein Bild von Ihnen, von Ihrer Persönlichkeit, ein. Haben Sie erst einmal Zärtlichkeiten ausgetauscht, so entwickelt sich ein Ritual. Ist das erst einmal geschehen, dann ist es sehr schwierig, das Schiff in andere Wasser zu lenken. Seien Sie also ganz Sie selbst; sagen Sie, worauf Sie Lust haben. Sie haben das Recht und sogar die Pflicht dazu, wenn Sie nicht wollen, dass Ihr Partner fortan neben Ihnen herlebt.

Wenn Sie sich selbst fremd sind, werden Sie auch für ihn eine Fremde sein. Lügen Sie sich selbst nichts vor, indem Sie nachgeben, um Ihrem Liebsten einen Gefallen zu tun. Auf diese Weise werden Sie in einem bestimmten Bereich Ihres Lebens nebeneinander herleben, ohne einander wirklich zu kennen und anzuerkennen.

Ich weiß natürlich, dass Sie etwas ganz Besonderes sein wollen, die Beste und die Schönste, damit „er" kein Auge mehr für die anderen hat; um ihm zu zeigen, wie toll Sie im Bett sind, wie er Sie beim Höhepunkt über die Wirklichkeit hinausträgt (und das natürlich immer, ohne Unterlass). Ich verstehe diese Vorstellung, den Zeitgeist: Es geht um Leistung. Aber Sie werden nie dorthin kommen, wenn Sie sich und anderen etwas vormachen. Sie werden es hingegen schaffen, wenn Ihr Partner Ihr Anderssein – Ihre Bedürfnisse und Ihre Vorlieben – kennenlernen darf, wenn Sie ihm den Weg zeigen. Sie lassen ihn spüren und wissen, wie Sie reagieren, was seine zärtlichen Berührungen bei Ihnen auslösen. Seien Sie nicht erstaunt, wenn Sie dann Bemerkungen zu hören bekommen, wie: „Komisch, bei dir ist es ganz anders als bei meiner früheren Freundin. Wieso schnurrst du nicht und wieso gefällt dir das [Fellatio] nicht?"

Hören Sie auf, sich unter dem Vorwand des Verliebtseins das Hirn zu zermartern, ohne den Mund aufzumachen. Sie sind Sie, zum Teufel! Es ist ziemlich unwahrscheinlich, dass Ihr Partner auf Anhieb weiß, wie sanft oder kräftig er Sie berühren soll, wie es Ihnen gefällt und was Ihnen Lust bereitet. Denn Sie sind eben nicht wie jede andere Frau, sondern etwas ganz Besonderes.

Wenn Sie seine erste Partnerin sind, ist es das erste Mal, dass er ein weibliches Geschlechtsorgan berührt.

***Führen Sie ihn in Ihrer Vulva und in Ihrer Vagina und lassen Sie sich von ihm führen, um seinen Penis besser kennenzulernen und mit ihm vertraut zu werden.***

Wie empfindlich das Gewebe und die Haut reagieren, die Form der Vagina, wo genau die Klitorisperle liegt ... all das ist bei uns Frauen individuell ganz verschieden:

Führen Sie ihn und zeigen Sie ihm, was Ihnen gefällt, anstatt ungeschickte Berührungen über sich ergehen zu lassen. Sie helfen ihm damit nur, weil er Ihr Geschlechtsorgan damit besser kennenlernt, das so anders ist, anders reagiert und andere Bedürfnisse hat als sein eigenes.

Wenn Sie nicht die Erste sind, können Sie möglicherweise von seinen Erfahrungen profitieren. Mit etwas Glück geraten Sie an einen unglaublich guten und erfahrenen Liebhaber, aber wenn das nicht so ist, zögern Sie nicht, die Dinge selbst in die Hand zu nehmen, und bringen Sie ihm mit viel Geduld und Zärtlichkeit bei, was Ihnen am besten gefällt. Entdecken Sie gemeinsam die verborgenen Schätze Ihrer Vagina.

*Eva, 27 Jahre*

*„Ich hatte meine erste Beziehung mit 18 Jahren mit einem Jungen, der zwei Jahre älter war als ich und ziemlich unerfahren. Und ich kannte meinen Körper auch noch nicht besonders gut. Ich war sehr verliebt, habe aber nie Lust empfunden, wenn wir Sex hatten. Ich habe ihm das auch gesagt, aber es hat nichts genutzt. Er hat dann auch nicht verstanden, dass ich immer weniger Lust auf ihn hatte. Was die ganze Sache nicht gerade leichter gemacht hat, war der Umstand, dass ich abtreiben musste, bevor ich überhaupt jemals wirklich mit ihm geschlafen hatte. Am Anfang unserer Beziehung hatte er einmal beim Petting an den Eingang meiner Vagina ejakuliert. Danach habe ich meine Regel nicht mehr bekommen und ich bin zum Frauenarzt gegangen. Ich war total schockiert, als er mir sagte, dass ich schwanger sei.*

*Ich habe mit meiner Schwester, die vier Jahre älter ist als ich, darüber gesprochen, dass ich keine Lust empfand. Sie hat mir geraten, beim Sex andere Stellungen auszuprobieren, bei denen ich bestimmt mehr spüren könnte. Nachdem mein Freund und ich uns dann getrennt hatten, hatte ich zwei Jahre lang gar keinen Sex. Danach gab es eine kurze Begegnung, eine Abenteuer für einen Abend, flüchtige Liebkosungen auf der Straße. Und dabei habe ich einen Orgasmus bekommen. Ich war total überrascht, aber natürlich auch zufrieden. Als ich jünger war, hatte ich mich oft selbst gestreichelt, war aber nie bis zum Äußersten gegangen.*

*Ab dem Augenblick, als ich wusste, wie sich Lust und ein Orgasmus anfühlen, habe ich angefangen, mich sehr viel selbst zu befriedigen und mit vielen Männern Sex zu haben. Aber viele Jungs sind zuerst sehr stark auf sich selbst und ihren eigenen Genuss konzentriert. Mit 21 Jahren habe ich dann jemanden getroffen, mit dem ich länger zusammen war. Durch ihn habe ich Cunnilingus entdeckt. Ich habe erfahren, dass ich einen Orgasmus bekommen kann, wenn er in mich eindringt und ich mich dabei gleichzeitig selbst stimuliere. Einen Höhepunkt ohne gleichzeitige Berührungen mit der Hand habe ich noch nie gehabt, aber ich würde das gern einmal erleben. Ich weiß nicht genau, wo mein G-Punkt liegt. Aber in bestimmten Stellungen empfinde ich sehr viel mehr Lust als in anderen. Am Ende der Vagina habe ich einen Punkt, der sehr sensibel ist. Aus diesem Grund ist meiner Meinung nach auch die Größe des Penis wichtig.*

*Wenn* er *zu klein ist, spüre ich nichts. Das ist mir mindestens mit fünf Jungs schon so gegangen. Ich habe schon mit mehr als sechzig Männern Sex gehabt. Manchmal habe ich auch heute noch keinen Orgasmus, aber das ist wirklich selten geworden. Sagen wir, dass ich in mehr als 90 Prozent der Fälle zum Höhepunkt komme, wenn nicht, dann höre ich einfach auf. Meiner Meinung nach hängt es vor allem mit dem Rhythmus zusammen. Ich versuche, meinem Partner zu verstehen zu geben, was mir gefällt. Ich habe den Eindruck, dass die Jungs es intuitiv spüren, wenn ein Mädchen anspruchsvoll ist. Und dann halten sie sich selbst zurück. Unter Freundinnen sprechen wir ganz offen darüber.*

*Ich hatte ein Abenteuer mit einem Mann, der über dreizehn Jahre älter war als ich. Er hatte Schwierigkeiten, seinen Samenerguss zurückzuhalten, obwohl er gelernt hatte, auf einen bestimmten Punkt zu drücken, um die Ejakulation hinauszuzögern. Ich war etwas frustriert darüber. Jetzt gehe ich oft mit Männern ins Bett, die jünger sind als ich.*

*Ich bin mit meinem Sexleben sehr zufrieden. Ich kenne meinen Körper und ich versuche, meine Partner anzuleiten, bis ich einen Orgasmus bekomme. Ich habe nur einmal einen Orgasmus vorgetäuscht, um das Ganze abzukürzen, weil ich Schmerzen hatte. Meistens benutze ich beim Sex Kondome. Auch wenn ziemlich viele Jungs dagegen sind. Aber ich sage mir: Wenn jemand mit mir kein Kondom benutzen will, gibt es keinen Grund, weshalb er es bei anderen nicht genauso machen sollte. Ich habe gern einmal am Tag Sex. Es gibt Männer, denen es nicht gefällt, dass das Mädchen die Initiative ergreift. Das macht ihnen Angst. Ich hatte beispielsweise einmal einen Freund – er war ein ziemlicher Macho –, den es ziemlich angeturnt hat, wenn ich das Mädchen spielte, „das keine Lust hat".*

*Sex macht mir Spaß. Es löst Spannungen. Ich sehe danach immer alles ganz rosa. Ich fühle mich wie auf einer kleinen Wolke."*

Leider gibt es viele junge Frauen, die zu mir in die Praxis kommen und voller Ängste sind. Der Grund: Ihr Verlangen lässt nach, sie spüren nur wenig. Sie denken, sie seien nicht normal, vielleicht frigide, verdammt zu einem Leben ohne Lust. Doch sie kennen sich und ihren Körper nur noch nicht gut genug und sind zu passiv … und vielleicht auch ein wenig träge.

Wollen Sie Ihre Lust entdecken, meine Damen, so müssen Sie bereit sein zu lernen. Zunächst lernen Sie selbst allein für sich und dann lernt Ihr Partner mit Ihnen gemeinsam in der anheimelnden Atmosphäre des Schlafzimmers. Viele Frauen erwidern, dass es eben für andere wohl einfach sei, weil es quasi von ganz allein gehe, wie von Zauberhand. Diesen Frauen antworte ich genau dasselbe wie den Frauen, die lange nicht schwanger werden und alle beneiden, bei denen es beim ersten Versuch klappt: „Frauen sind verschieden. Es gibt Millionen von Gründen, weshalb Ihre Freundin anders reagiert als Sie: Es kann an ihrer Erziehung, an ihrer Kultur, ihrer Anatomie, an ihrer Sensibilität, ihrer Empfänglichkeit, an ihrem Liebesleben oder an ihrem Partner liegen."

Eine Grundvoraussetzung, wenn Sie die größtmögliche Lust genießen wollen, ist, dass Sie Ihr Geschlechtsorgan gut kennen und sich in Ihrer Rolle als Frau wohlfühlen, Ihre Stärken und Ihre Schwächen akzeptiert haben und das, was Sie von anderen innerlich unterscheidet, annehmen und lieben. Außerdem ist es wichtig, dass Sie sich in Ihre Vagina gut hineindenken können, um mit dem anderen genussvolle Erlebnisse zu haben.

Unsere Gesellschaft kultiviert die Unwissenheit der Frauen, leider; sie wirft ihnen Etiketten hin, die die Frauen einfach aufheben.

Sie kommen zu mir in die Praxis und sagen: „Ich habe ein Problem, ich bekommen nur ein klitoralen Orgasmus." Und ich antworte: „Sie sind genauso normal wie 95 Prozent aller Frauen, die aus Unwissenheit und Mangel an Training nur einen klitoralen Orgasmus bekommen."

Lassen Sie sich nicht durch Ihre Vorurteile blockieren. Nehmen Sie sich so an, wie Sie sind. Nutzen Sie das, was Sie haben, und entdecken Sie, erspüren Sie Ihren Körper, Ihre Genitalien. Lernen Sie sie zuerst selbst kennen und machen Sie dann Ihren Partner mit Ihren individuellen Besonderheiten vertraut. Wenn Sie aufmerksam auf sich selbst hören, werden Sie nach und nach den Weg entdecken, der Sie zur Lust führt. Und wenn Sie erst einmal wissen, wie es geht, ist es wie mit dem Fahrradfahren: Sie werden es nie mehr verlernen.

Und da gibt es dann ja auch noch all die neuen Praktiken, die Sie vielleicht gar nicht ausstehen können, aber schweigend über sich ergehen lassen oder so tun, als ob ..., um geliebt zu werden. Hören Sie auf damit! Wenn Sie immer wieder aufgeben, sich zurücknehmen, sich zu etwas zwingen, um nicht abgelehnt zu werden, wird Ihr Körper, der darunter leidet, beginnen, sich zurückzuziehen, und er wird sich taub machen. Tun Sie nichts, was Ihnen nicht gefällt, weil Sie sonst Gefahr laufen, sich auf ewig gegen die Liebe zu impfen.

Sie möchten Lust empfinden? Dann erkunden Sie sich und Ihr Geschlechtsorgan gut ... Sie werden alle seine verborgenen Schätze entdecken. Ihr Geschlechtsorgan ist nichts Eindimensionales, nichts Einseitiges. Es birgt mehrere Quellen, die eine enorme erotische Macht besitzen: die Vulva mit den inneren und äußeren Schamlippen; die Klitorisperle, die weibliche Prostata, die Vagina und den Muttermund sowie den Bereich der Öffnung des Anus.

## Umfrage zum Thema „Sexualität“

Im Januar 2005 habe ich etwa 100 Frauen im Alter zwischen 20 und 70 Jahren, die wegen unterschiedlichster sexueller Probleme zu mir in die Praxis gekommen waren, gebeten, Fragen zu ihrer Sexualität auf einem kleinen Fragebogen zu beantworten. Sie waren gern dazu bereit, auf meine Fragen zu antworten. Lassen Sie uns gemeinsam einen Blick auf interessante Details werfen, die diese Umfrage zutage förderte:

1. 94 Prozent der befragten Frauen haben einen klitoralen Orgasmus.
2. Der vaginale Orgasmus nimmt ebenfalls einen sehr ehrenvollen Platz ein, da 70 Prozent ihn erleben.
3. 21 Prozent unterscheiden nicht zwischen den beiden Formen des Orgasmus und 61 Prozent sind der Ansicht, dass es keine Verbindung zwischen ihnen gibt.
4. Durch Selbstbefriedigung bekommt ein Drittel der Frauen einen vaginalen Orgasmus, sie ziehen jedoch den Liebesakt vor (91 Prozent).
   *Hierzu noch eine kleine Anmerkung:* Junge Mädchen praktizieren heute deutlich weniger Selbstbefriedigung als früher. Das erklärt sich vielleicht dadurch, dass sie heute schon früh sexuelle Erfahrungen mit dem anderen Geschlecht machen. Allerdings laufen sie auch Gefahr, sich blindlings, quasi ohne „Gebrauchsanweisung“, in die Sexualität hineinstürzen.
5. 46 Prozent der Frauen haben multiple Orgasmen.
6. Die sexuelle Lust wird von den Frauen selbst in weiten Kreisen als wichtiger Faktor in ihrem Leben betrachtet, egal wie alt sie sind. Trotzdem haben 30 Prozent der Frauen keinen vaginalen Orgasmus. Die Frauen zwischen 30 und 45 scheinen hier am stärksten benachteiligt zu sein, aber die unter dreißigjährigen Frauen scheinen darüber am wenigsten enttäuscht zu sein.

66 Prozent der befragten Frauen erklären, dass ein vaginaler Orgasmus wichtig sei, und trotzdem haben 94 Prozent der Frauen, die ihn überhaupt erleben, nicht jedes Mal, wenn sie Sex haben, einen vaginalen Höhepunkt.

7. 94 Prozent der Frauen haben schon einmal etwas vom G-Punkt gehört.
8. 60 Prozent der Frauen, die schon einmal etwas vom G-Punkt gehört haben, wissen jedoch nicht, wo er liegt, entweder aus Hilflosigkeit oder sie scheuen sich davor, sich auf die Suche nach ihrem G-Punkt zu machen. Trotzdem haben 20 Prozent von ihnen vaginale Orgasmen.
9. Die Frauen, die wissen, wo ihr G-Punkt liegt, haben in 98 Prozent der Fälle vaginale Orgasmen und kennen den qualitativen Unterschied zwischen einem klitoralen und einem vaginalen Orgasmus.
   Die Hälfte von ihnen glaubt, dass es eine Verbindung zwischen beiden Formen des Orgasmus gibt und stellen sie sich etwa so vor wie den glühenden Schwefelkopf eines Zündholzes, der den Rest auch entflammen lässt.
10. 75 Prozent der männlichen Partner wissen nicht, wo der G-Punkt liegt, und 58 Prozent der Partner, die wissen, wo er liegt, interessieren sich nicht für ihn. Aber dafür sind sie nicht allein verantwortlich. (Es hat ja auch ein bisschen mit uns zu tun, dass unsere Partner nur unsere Klitoris kennen. Man hat ihnen damit bis zum Überdruss in den Ohren gelegen! Das hat dazu geführt, dass sie sich heute jeder Verantwortung enthoben fühlen, wenn sie sich auf die Klitoris konzentrieren und Sie anschließend der Langeweile überlassen. Und sie verstehen auch nicht, warum das bei den Frauen dann so ist.)
11. 17 Prozent der Frauen haben einen Partner, der in der Lage ist, den G-Punkt zu finden und zu erregen. Diese Frauen haben alle jedes Mal beim Verkehr einen Orgasmus. (Das muss ausdrücklich festgehalten werden.)

12. Die Frauen, die sich ihres G-Punkts bewusst geworden sind *und* einen Partner haben, der ihn stimuliert, haben *alle* sowohl vaginale als auch klitorale Orgasmen. 84 Prozent von ihnen können diese beiden Formen des Höhepunkts voneinander unterscheiden. 50 Prozent haben multiple Orgasmen.
13. Die Erfolgsquoten sind geringer, wenn der Partner nicht weiß, wo der G-Punkt liegt. (Hier haben 69 Prozent der Frauen vaginale und 41 Prozent multiple Orgasmen.) Das macht deutlich, wie wichtig es ist, ihn zu kennen, aber auch, wie wichtig es ist, einen Partner zu haben, der ihn kennt und auch zu stimulieren weiß.
14. Wenn eine Frau nicht weiß, wo ihr G-Punkt liegt (61 Prozent der Frauen wissen das nicht), kennt ihr Partner ihn auch nicht. Daraus wird deutlich, dass es besser ist, seinen Körper zuerst selbst kennenzulernen und ihn dann vom Partner entdecken zu lassen.
    Unwissenheit in Sachen „Sexualität" ist fast ansteckend. Aber das Umgekehrte gilt eben auch: Wenn Sie eine Expertin auf dem Gebiet Ihres eigenen Körpers werden, wird Ihr Partner davon auch angesteckt.
15. 62 Prozent der befragten Frauen kennen das Phänomen der *Femmes fontaines* und 14 Prozent sind selbst eine Springbrunnenfrau. Andererseits scheint dieses Phänomen erst nach einer gewissen Zeit aufzutreten, da keine der Frauen unter 30 Jahren jemals diese Erfahrung gemacht hat.
16. Außerdem scheint die Fähigkeit, einen Orgasmus zu bekommen, bei Frauen mit dem Älterwerden abzunehmen. 40 Prozent der Frauen über 45 Jahren geben an, weniger Orgasmen zu haben als früher und schwieriger zum Höhepunkt zu kommen.

Ich bin mir natürlich der Unzulänglichkeiten meiner Befragung und der möglichen Verzerrungen, was die Ergebnisse der Umfrage anbelangt, sehr bewusst. Doch sie wirft zumindest ein Licht auf die

Ursachen der sexuellen Reaktion von Frauen und gestattet uns so, einen Blick darauf zu werfen. Und das ist zum einen Unwissenheit und zum anderen sind es Vorurteile, eintönige Spielarten beim Liebesspiel, immer derselbe Ablauf beim Sex nach immer demselben Muster.

Das Lusterlebnis beim klitoralen Orgasmus scheint für die meisten Frauen heute gesichert. Es gibt also in dieser Hinsicht keinen Grund zum Schmollen ... ganz im Gegenteil, meine Damen, genießen wir ihn in vollen Zügen! Aber wenn Sie das Gefühl haben, dass Ihr sexuelles Lustempfinden eingeschränkt ist, Sie sich frustriert fühlen und Ihre sexuelle Genussfreudigkeit im Laufe der Jahre immer mehr abnimmt, können Sie etwas unternehmen: Gehen Sie einen Schritt weiter und gestalten Sie Ihre Lusterlebnisse bunter und vielseitiger.

# 4

# Die Geschlechtsorgane ertasten, erspüren, um die Lust zu wecken

Es ist praktisch unmöglich, das Beste aus einem Organ herauszuholen, wenn man es nicht gut kennt. Und viele Frauen kennen ihren Körper nicht gut genug; sie verwechseln die verschiedenen Öffnungen und „verirren" sich.

## Lassen Sie Ihre Finger auf Entdeckungsreise gehen

Beginnen Sie Ihre Entdeckungsreise damit, dass Sie Ihre Genitalien mit einem kleinen Handspiegel anschauen: Öffnen Sie Ihre Beine und betrachten Sie Ihre Vulva genau, wie es die Buben von klein auf mit ihrem Penis machen. Schon bald werden Sie das ebenso selbstverständlich tun und genauso geübt darin sein wie sie. Am Anfang ist es vielleicht für einige von Ihnen ein bisschen ungewohnt oder vielleicht schrecken Sie sogar ein wenig davor zurück. Verlieren Sie nicht den Mut, machen Sie alles in Ihrem Tempo, schämen Sie sich nicht: Was Sie sehen, gehört zu Ihrem Körper wie Ihre Nase, Ihr Mund und Ihr Hals.

Sehen Sie sich Ihre Vulva an. Sie erinnert an einen Mund, an eine Muschel mit einer zarten, rosafarbenen Umrandung. Sie sieht aus wie die Blütenblätter einer Rose … zwei Blütenblätter, feucht vom zarten Morgentau, die auf einem Bett von lockigen Haaren liegen. Am oberen Ende Ihrer kleinen Schamlippen (zum Bauch hin) finden Sie ein dickeres, fleischiges Knöpfchen, das mehr oder weniger von einer Kapuze (Vorhaut) bedeckt ist: Das ist die Klitorisperle auf Ihrem Venushügel, die auf sanfte Berührungen äußerst sensibel reagiert und erigiert.

Unten (zum Steißbein hin) liegt der After und zwischen der Klitorisperle und der Öffnung der Vagina können Sie, wenn Sie genau hinschauen, die Harnröhrenmündung entdecken. Dieser Bereich, in dem sich viele sensible Nervenendigungen befinden, ist nur der sichtbare Teil Ihrer Geschlechtsorgane (vergleichbar mit der aus dem Wasser ragenden Spitze eines Eisbergs). Öffnen Sie nun liebevoll mit den Fingern Ihre beiden kleinen Schamlippen. Vor Ihnen liegt der Eingang zu Ihrer Vagina. Betrachten Sie Ihren Scheideneingang eine Weile, seine Umrisse, seine Farbe und seine unebene Oberfläche. Er ist zart und rosa ... und auch er ist feucht. Er ist das Tor, das zum intimsten Teil Ihrer Geschlechtsorgane führt, zu Ihrer Vagina, die man nur beispielsweise bei der gynäkologischen Untersuchung sehen kann.

Aber nehmen wir uns noch ein bisschen Zeit, den Eingang genauer zu untersuchen: Können Sie diese kleinen Vertiefungen dort im Fleisch entdecken? Und sehen Sie ein dünnes, durchstoßenes Häutchen in der Mitte? Es ist Ihr Jungfernhäutchen *(Hymen)* oder das, was davon nach der „Entjungferung" noch übrig geblieben ist. Viele Frauen sind ein wenig beunruhigt und fragen mich: „Ist es noch unversehrt, warum habe ich bei meinem ersten Verkehr nicht geblutet? Bin ich etwa noch Jungfrau?" Wie viele Sorgen, Ängste und Fragen wegen eines kleinen Häutchens! – In vielen traditionsbewussten Familien wird bis heute das Jungfernhäutchen mit der Jungfräulichkeit der Frau gleichgesetzt. Wissen Sie eigentlich, dass dieses Häutchen bei jeder Frau anders beschaffen ist und anders aussieht? Es kann mehr oder weniger fleischig sein, mehr oder weniger ausgefranst, mehr oder weniger ausgeprägt.

Und wussten Sie, dass es auch zerreißen kann, noch bevor eine

Penetration stattgefunden hat? Also machen Sie sich keinen Stress, weder in der einen noch in der anderen Richtung. Die Angst vor der Entjungferung kann Sie als junge Frau blockieren. All die haarsträubenden Geschichten, die über Hochzeitsnächte erzählt werden, müssen Sie in ihrem historischen Zusammenhang verstehen. Früher hat sich die Frau ihren Ehemann nicht selbst ausgewählt, sondern wurde – kaum der Kindheit entwachsen – mit einem Mann verheiratet, um ihm Nachkommen zu schenken oder die Besitztümer zu mehren. Die Frauen waren damals ängstlich und unwissend und sie fanden sich dann in ihrer „ersten Nacht" mit einem Fremden im Bett wieder, der selbst meist nichts wusste und häufig ohne Vorspiel einfach in sie eindrang.

Glücklicherweise ist das heute nicht mehr so. Die Menschen haben sich auch in diesem Bereich weiterentwickelt. Heute geht man mit dem „ersten Mal" anders um, und außer in extremen Ausnahmefällen – etwa wenn das Jungfernhäutchen dicker ist – verläuft der Augenblick der ersten Penetration sanft und liebevoll.

Was Ihnen, meine Damen, dennoch bleibt, ist die Last Ihrer Erziehung, wenn Sie mit dem Kult um das Jungfernhäutchen aufgewachsen sind, das heilig ist und bis zur Ehe erhalten bleiben muss. Sie tragen dann – ohne es zu wissen – eine Art „Keuschheitsgürtel im Kopf", von dem Sie sich vielleicht sehr viel schwerer freimachen können als von der Vorstellung, dass Sie in der Hochzeitsnacht entjungfert werden. Aber in diesem Fall besteht ebenfalls kein Grund zur Panik, lassen Sie sich einfach helfen: Wenn etwas besonders schwierig ist, gibt es therapeutische Lösungen.

## Tipps

Machen Sie sich auf den Weg, gehen Sie auf eine Entdeckungsreise in Ihre Vagina; sie ist das Tor zum Glück … befühlen Sie nun den Bereich um ihren Eingang herum mit den Fingern. Gewöhnen Sie sich daran, wie er sich anfühlt, an die

Struktur seiner Oberfläche, an die Elastizität, an die feuchte Wärme Ihrer Vagina. Sie ist mehr oder weniger eng, mehr oder weniger von Furchen durchzogen. Im Augenblick der Penetration öffnet sich Ihr Scheideneingang wie ein Mund und bei einer natürlichen Geburt dient er als letztes Tor ins Freie.
Lassen Sie jetzt den Finger behutsam ein kleines Stückchen in die Öffnung hineingleiten: Sie befinden sich in einem schlauchartigen Raum, in Ihrer Scheide (oder Vagina), die etwa acht bis zehn Zentimeter lang ist. Auch hier können Sie Furchen ertasten und es ist feucht hier drin. Sie können die unregelmäßige, wellige Oberfläche gut spüren, die aus vielen kleinen Rillen zu bestehen scheint. Konzentrieren Sie sich darauf, wie es sich anfühlt, sie zu berühren; gewöhnen Sie sich daran, Kontakt mit ihr zu haben. Denn das ist die einzige Möglichkeit, wenn Sie es den kleinen Jungs nachmachen wollen. Wenn Sie Ihre Scheide kennenlernen, sie annehmen, sich mit ihr vertraut machen wollen, um sich leicht an ihr erfreuen zu können.
Tasten Sie alles behutsam ab und prägen Sie sich, was Sie fühlen, gut ein. Nur so kann Ihre Vagina in Ihrer Vorstellung Gestalt annehmen, nur so können Sie beim Geschlechtsverkehr die Empfindungen und die Signale zu deuten lernen, die sie Ihnen schickt.

*Diese Entdeckungsreise ist außerordentlich wichtig.*

Danach fühlen Sie sich entspannt und Ihre Vagina ist Ihnen ein wenig vertrauter und Sie sind ein Schrittchen weiter auf Ihrem Weg. Jetzt sind Sie bereit, zu spüren, wie Ihre Scheide beim Geschlechtsverkehr reagiert. Genauso wie die kleinen Jungs, die ihren Penis jeden Tag spüren, ohne sich dessen überhaupt bewusst zu sein – bei allen alltäglichen Bewegungen des Lebens. Und nun lassen Sie uns weiter auf Entdeckungsreise gehen: Dieser Schlauch mit all den kleinen Fältchen endet in einer Art Sackgasse, einer Furche: Hier werden die

Spermien deponiert. Und am Ende der Scheide spüren Sie eine kleine Kugel, die sich ähnlich anfühlt wie Ihre Nasenspitze: Das ist der Muttermund, auf dem der Gebärmutterhals sitzt – der Kanal, der in Ihre Gebärmutter *(Uterus)* mündet.

Ihr Muttermund ist fest und unregelmäßig und sondert jeden Monat drei Tage lang Schleim ab, der davon zeugt, dass ein Eisprung stattgefunden hat, falls Sie nicht die Pille einnehmen, noch nicht in den Wechseljahren und nicht schwanger sind. Dieser Schleim fängt die beim Geschlechtsverkehr deponierten Spermien ein und schleust sie weiter in Richtung Gebärmutter.

Gewöhnen Sie sich an diesen Schleim, er ist nichts Schmutziges; er ist eine Körperflüssigkeit wie Ihr Speichel und Ihre Tränen. Körperflüssigkeiten spielen in allen Phasen des Geschlechtsverkehrs und sogar danach noch eine entscheidende Rolle. Sie reinigen die Scheide und erhalten das natürliche Gleichgewicht der Scheidenflora aufrecht; sie sorgen dafür, dass die Penetration und das Gegeneinanderreiben der Geschlechtsteile nicht schmerzen. Alles muss gut geschmiert und gleitfähig sein, sonst tut es weh und das ist das Aus für jede Lust! Dann beginnt es nämlich zu brennen!

Nehmen Sie wahr, wie elastisch Ihre Scheide ist; wie sie sich anfühlt; berühren Sie sie häufig ... erforschen Sie sie. So wird Ihre Scheide nach und nach immer sensibler auf Berührungen reagieren.

Am Scheideneingang, in der Nähe der Hebemuskeln des Afters, befinden sich tiefensensible Rezeptoren (die die Bewegungen der Muskeln wahrnehmen) – diese Rezeptoren sind es, die Sie bei Liebkosungen im Dammbereich und bei der Penetration erbeben lassen. Am Ende Ihres Scheidenkanals liegen ebenfalls Rezeptoren, die den Orgasmusreflex auslösen. Im vorderen Bereich Ihrer Vagina befinden sich pseudo-korpuskuläre Rezeptoren, sie sehr empfindsam sind, und dichte Venengeflechte, die mit den männlichen Schwellkörpern vergleichbar sind – und sich mit Blut füllen und anschwellen, wenn sie liebkost werden.

Damit Sie sich bewusst werden, wie empfindsam dieser Bereich ist, erforschen Sie ihn wieder und wieder … und das braucht natürlich seine Zeit. Denken Sie einfach daran, was Blinde tun: Sie können die Welt nicht sehen und entwickeln andere Sinne weiter: den Geruchssinn, den Tastsinn, das Gehör. Sie sehen quasi mit ihren Ohren, mit ihren Händen, mit ihren Fingern, mit ihren Füßen und mit ihrer Nase. Machen Sie es wie sie: Bilden Sie Ihren Tastsinn aus.

Mit der Zeit wird Ihr Geschlechtsorgan seine sinnliche Wahrnehmung auf Ihre Hirnrinde projizieren und Sie werden bei der Liebe (wieder) etwas zu spüren beginnen. Es ist nicht zu spät, ganz gleich, ob Sie noch ganz jung oder nicht mehr so jung sind, Sie können sich trainieren und so „sehen" lernen.

## Ja, Sie haben einen G-Punkt!

Ich meine diese kleine erektile, mythische – da oft verkannte – Zone, die in der Lage ist, ihr Feuer während der Penetration zu entfachen. Man kann den G-Punkt nicht sehen, da er sich im Inneren Ihrer Vagina befindet. Er liegt gut versteckt im vorderen Bereich des Vaginalkanals zur Bauchdecke hin. Sie können mit einem Finger (nehmen Sie zum Beispiel Ihren Zeigefinger), dessen erstes Glied Sie nach oben gegen das Schambein anheben, in einer Entfernung von etwa anderthalb Fingergliedern vom Scheideneingang in der Tiefe der Vorderwand die körnige Schleimhaut spüren, die ihn bedeckt. Das ist alles.

Erst wenn der G-Punkt anschwillt, weil er liebkost und dadurch erregt wird, werden Sie sich bewusst werden, dass es ihn überhaupt gibt. Sie finden das ein bisschen schwierig? Haben Sie einfach Geduld mit sich selbst, preschen Sie nicht zu schnell vor, versuchen Sie nichts zu erzwingen. Tasten, berühren Sie diesen Bereich zuerst ganz behutsam … spüren Sie nach, stellen Sie sich diese kleine

„Alge" in Ihrem Innern vor, die anschwillt und sich ausdehnt. Lauschen Sie ihrer Empfindsamkeit. Mit Geduld, Ausdauer und Fantasie werden Sie diese schlafende Zone zu neuem Leben erwecken. Und nach und nach wird es Ihnen gelingen, ihr Zittern und ihr Beben wahrzunehmen, und – in aller Ruhe – werden Sie sich bewusst werden, wie sensibel sie ist, und spüren, wie sie reagiert. Vergessen Sie nicht, dass Ihr Partner jahrelang Zeit hatte, sich daran zu gewöhnen, sein Geschlechtsteil zu spüren und es am Ende nach Wunsch einzusetzen.

Fast jede von Ihnen besitzt diesen kleinen Schatz, meine Damen. Natürlich ist er individuell mehr oder weniger ausgebildet und er liegt mehr oder weniger weiter vorn oder hinten. Aber was macht das schon? Was bedeutet schon die Form Ihrer Augen: Wichtig ist allein, dass Sie mit Ihren Augen sehen können. Und wie ist es mit der Form Ihres Mundes: Ist es nicht einzig und allein wichtig, dass Sie mit Ihrem Mund schmecken können. Die Form Ihrer Nase ist nicht wirklich von Bedeutung: Wichtig ist, dass Sie mit Ihrer Nase riechen können. Also: Schluss mit all den Komplexen, meine Damen! Erforschen Sie, erahnen Sie, spüren Sie genau hin. Suchen Sie keinen „Knopf", wie viele von meinen Patientinnen sich den G-Punkt vorstellen.

## Nehmen Sie Ihren G-Punkt wahr

Der G-Punkt liegt im Körperinnern und er ist verborgen, versuchen Sie deshalb nicht, ihn zu vergewaltigen. Stellen Sie sich stattdessen beim Liebkosen dieses Bereichs vor Ihrem geistigen Auge vor, dass Sie ein schlafendes, zusammengerolltes Kätzchen streicheln. Es ist sich Ihrer sanften Liebkosungen nicht bewusst. Streichen Sie ihm lange ganz liebevoll übers Fell. Wenn Sie das tun, werden Ihre Liebkosungen seine Haut nach und nach erwärmen. Diese Wärme wird es irgendwann aus seiner Trägheit erwachen lassen: Es kommt zu Bewusstsein. Die diffuse Wärme der Liebkosungen lässt es erschaudern, es öffnet seine Augen und gähnt: Wie gut die sich langsam ausbreitende Wärme doch tut! Wie wohlig sich das anfühlt! Das Kätzchen ist jetzt aufgewacht und reckt und streckt sich genüsslich.

Genauso ist es mit Ihrem G-Punkt, Ihrer kleinen Prostata, die zuerst gleichsam zusammengerollt schläft, doch dann reagieren ihre Zellen auf die sich ausbreitende Wärme, die durch die zärtlichen Berührungen entsteht. Daraufhin dehnt sie sich aus und stößt dann auf dem Höhepunkt Ihres Anschwellens ihre Flüssigkeit aus. Spüren Sie die kleinen Wellen in Ihrem Inneren ... wie sie sich in Ihrem ganzen Körper ausbreiten, wenn die Flüssigkeit aus Ihrer Prostata herausfließt. Seien Sie besonders aufmerksam, denn am Anfang können sie sehr unauffällig sein.

**Tipp**

Üben Sie, indem Sie sich selbst liebkosen, indem Sie diesen Bereich sanft gegen das Schambein drücken, als streichelten Sie den Kopf eines Kätzchens. Lassen Sie sich ganz von den Empfindungen erfüllen. Sie sind zwar zu Beginn vielleicht nur ganz zart ... aber je geübter Sie werden, desto besser werden Sie diese Empfindungen wahrnehmen und desto deutlicher werden sie werden.

Wenn Sie als Frau lernen wollen, sich ihrer sexuellen Empfindungen bewusst werden wollen, brauchen Sie viel Geduld. Sie müssen üben, indem Sie sich selbst liebkosen und genau hinspüren. Die Entwicklung der Sensibilität braucht ihre Zeit. Versuchen Sie sich nur einmal vorzustellen, wie es war, als Sie als Baby langsam Ihre motorischen Fähigkeiten entwickelten: Wie lange hat es gedauert, bis Sie Ihren Kopf allein halten konnten? Bis Sie sitzen konnten? Bis Sie aufstehen, aufrecht stehen und bis Sie dann laufen konnten? Und wie lange hat es gedauert, bis Sie Ihr Essen gut kauen und schlucken konnten, ohne husten zu müssen? Bis Sie die Form Ihrer Eltern und der Dinge um sich herum unterscheiden, erkennen und schließlich auch benennen konnten? Wie lange hat es gedauert, bis Sie sich Ihrer Schließmuskeln bewusst wurden und endlich aufs Töpfchen gehen konnten? Wie lange hat es gedauert, bis Sie den Raum erfasst haben, um dann Ihre Hände und Füße gekonnt einsetzen zu können, mit denen Sie sich Ihrer fleischlichen Hülle (Nase, Mund, Glieder, aber auch ihrer sichtbaren oder unsichtbaren Geschlechtsorgane) bewusst wurden? Wie lange hat es gedauert, bis Sie Ihre Geschmacksknospen entwickelt und sich an diesen oder jenen Geschmack einer Speise gewöhnt und Ihren Geruchssinn entwickelt haben? Und wie viel Zeit ist vergangen, bevor Sie Farben erkennen, heiß, kalt und lauwarm, Lust- und Unlustgefühl unterscheiden konnten? Sie müssen zugeben, das alles hat seine Zeit gebraucht! Sie sind eine ganze Zeit lang quasi in die Lehre gegangen.

Die einzigen Vitalfunktionen, die im Körpersystem des Babys von Geburt an vorhanden sind, über die es mit dem ersten Schrei seines Lebens verfügt, sind: die Atmung, der Herzschlag; der Such-, der Saug- und der Schluckreflex: Das ist alles. Alles andere, das sinnliche und sensorische Bewusstsein, erwerben wir Menschen erst nach und nach, ganz allmählich. Ihr Gehirn „füllt" sich durch die Erfahrungen, die Sie machen; Gefühle und Empfindungen prägen sich ein und Ihr Gehirn beginnt, sie zu speichern; wie ein Computer legt es gewissermaßen Dateiordner an … mehr, je länger Sie leben, und zu unterschiedlichen Themen, je nachdem, welche Ereignisse es in Ihrem Leben gibt und welche verschiedenen Erfahrungen Sie machen. Ihr Gehirn klebt quasi ein Etikett auf die Ordner und speichert sie unter „Gedächtnis" ab. Zum gegebenen Zeitpunkt kommt Ihnen dann gleichsam mit einem einzigen Klick Ihre gespeicherte sinnliche oder sensorische Erfahrung zu Bewusstsein und Sie fühlen etwas, Sie spüren es wieder.

Um sexuelle Lust zu erzeugen, um die Lust zu steigern und sich ihrer bewusst zu werden, muss ebendieser Prozess auch durchlaufen werden. Zuerst berühren Sie sich selbst, um zwischen Ihren Empfindungen und Ihrem Gehirn eine Verbindung herzustellen. Streicheln Sie sich immer wieder, damit der entsprechende Gedächtnisordner angelegt wird, damit er gefüllt wird, damit sie immer feinere Unterschiede wahrnehmen können und die „Autobahn der Empfindungen" zwischen Ihrer Vagina und Ihrem Gehirn freigegeben wird. Danach können Sie gar nicht mehr anders: Sind die Verbindungen erst einmal da, werden Gefühle wiedererkannt und Ihre Lust nimmt wie von selbst zu.

Häufig kommen Frauen zu mir in die Sprechstunde, weil sie vaginal keine sexuelle Lust empfinden. Sie sagen: „Meine Vagina ist zu schlaff, zu weit, ich spüre nichts." Ich untersuche sie dann und in den meisten Fällen haben sie eine ganz normal große und normal elastische Vagina, die ganz und gar nicht erschlafft ist. Sie spüren bei der Penetration und beim Geschlechtsverkehr nichts, weil sie sich der Elastizität und der Empfindsamkeit der Oberfläche Ihrer Scheide (die sie nie selbst erforscht haben) gar nicht bewusst sind.

In diesen Fällen teste ich dann, ob die Vagina auch sensibel ist. Ich berühre Ihre Scheide an verschiedenen Stellen mit einem Holzspatel und frage die Frauen: „Spüren Sie hier etwas oder hier?" Die meisten schauen mich mit großen Augen an und wissen nicht, was sie antworten sollen. Sie sind verwirrt, als handelte es sich dabei um eine Fangfrage. Wenn ich hingegen mit dem Holzspatel auf eine sichtbare Stelle drücke, beispielsweise auf den Schenkel, haben sie keine Probleme: Die Frauen verstehen, was ich sage, und antworten prompt. Diese Frauen haben keine schlappe und geweitete Vagina, sondern leiden an einer vaginalen Unsensibilität, die daraus resultiert, dass sie sie nicht wirklich kennen. Die Sensibilität einer Vagina, die man sich nicht vor seinem geistigen Auge vorstellen kann, die nicht mit Erfahrungen von Empfindungen verbunden ist, ist wie ein Mensch, der unsicher ist … der stottert, zögert und sich in vagen Vermutungen verliert. Diese Frauen haben einfach zu wenig Übung … denn erst die Übung würde ein Wiedererkennen der Empfindung möglich machen.

*Ertasten Sie Ihre Vagina. So steigern Sie Ihre Fähigkeit, Empfindungen wiederzuerkennen.*

Machen Sie es wie die Blinden, die die Empfindsamkeit ihrer Fingerspitzen entwickeln, um Gegenstände ganz genau zu erkennen, die sie zwar nicht sehen, aber anhand kleinster Unterschiede in der Beschaffenheit ihrer Oberfläche identifizieren.

## Der Orgasmusreflex

Es gibt einen komplexen „Reflexbogen" zwischen den Sinnesrezeptoren der Geschlechtsorgane und dem Gehirn, der bei Mann und Frau auf die gleiche Weise funktioniert. Wenn der Schaltkreis sich schließt und die Energie zu fließen beginnt, empfindet man Lust. Eine große Anzahl von Nervenschaltungen sind bei der Geburt nicht vollständig ausgebildet und dazu gehört auch der große Orgasmuskreislauf.

Die Verbindungen zwischen dem Sakralnerv und dem Teil des Gehirns, der für Gefühle zuständig ist, brauchen drei bis vier Jahre, um sich auszubilden. Erst mit drei bis vier Jahren werden kleine Mädchen sauber, nämlich dann, wenn sie ihre Schließmuskeln (an der Harnröhre und am After) kontrollieren können. In diesem Alter beginnt die Klitorisperle sensibel zu werden und auf ästhetisch-sinnliche Reize – etwa durch Reibung beim Säubern oder Waschen oder durch das Höschen – zu reagieren.

Wenn die Klitorisperle etwa im Alter von fünf Jahren auf diese Weise an den Orgasmus-Reflexbogen angeschlossen ist, löst dies, wenn sie unbewusst berührt wird, den Fluss von Nervenimpulsen im „Nervennetz" aus, was bei dem kleinen Mädchen dazu führt, dass es sich seiner Sensibilität bewusst wird. Später, in der Pubertät, geschieht die subjektive Aneignung der erogenen Empfindungen durch Selbstbefriedung und so wird der Weg geebnet für die Mechanismen der sexuellen Reaktion von motorischer und vasomotorischer Seite her (Lustempfinden an der Klitoris und am Damm durch rhythmisches Zusammenziehen der Muskeln in diesem Bereich).

Vor der Entjungferung ist vaginales Lustempfinden sehr selten. Es kann auf zwei Arten erzeugt werden: entweder durch muskuläre Reizung, die beim Übereinanderschlagen der Beine wahrgenommen wird, oder durch festes Zusammenpressen der Pobacken *(Squeezing)* – was nebenbei gesagt bei manchen Frauen dazu führt, dass sie auch später nur auf diese Weise zum Höhepunkt kommen – und durch Berührungsreize, etwa wenn ein neugieriger Finger die Oberfläche erforschen will.

Es können viele Jahre zwischen der Entjungferung und dem ersten vaginalen Orgasmus vergehen. Denn für einen vaginalen Orgasmus müssen eine Reihe von persönlichen Voraussetzungen erfüllt sein: Bei jeder Frau muss der Orgasmuskreislauf zuvor einen gewissen Reifungsprozess durchlaufen haben (bei manchen Frauen kann ein gut ausgeprägter klitoraler Orgasmus eine sensitive Verknüpfung mit der Vagina aufbauen und selbst den Reiz des koitalen Organismus erhöhen, aber das ist nicht sehr häufig der Fall). Und außerdem ist ein Partner wichtig, der viel erotische Erfahrung hat und seine eigenen Reaktionen auf sinnliche Erregung gut unter Kontrolle hat.

Und da spielen natürlich viele Zufallsfaktoren mit. Es kann sein, dass eine Frau nie einen vaginalen Orgasmus erlebt, insbesondere wenn der vorausgehende Reifungsprozess des Orgasmuskreislaufs und die Kompetenz des Partners dem Zufall überlassen bleiben. Und dann haben Frauen noch eine weitere Besonderheit. Sie besitzen zwei erogene Reflexzonen: die Klitorisperle und die weibliche Prostata (G-Punkt). Da sich die weibliche Prostata in der Nähe des Scheideneingangs befindet, kann sie nur auf Berührungsreizung reagieren. Dass die meisten Paare diese wenig liebkoste oder nicht auf die richtige Weise stimulierte Zone nicht kennen, erklärt, warum der sensorische Schaltkreis mit dem Gehirn nicht geschlossen wird.

Außerdem herrscht bei der Beschreibung des Orgasmus immer ein großes Durcheinander, was den Ort der Erregung und den Ort, an dem die Orgasmusentladung letztendlich stattfindet, anbelangt. Das hängt ganz von den Vorstellungen ab, da ja tatsächlich verschiedene Orgasmusreaktionen möglich sind, je nachdem, welche erogene Zone stimuliert wird.

Man kann sich das so vorstellen, dass die verschiedenen erogenen Zonen (Klitoris, weibliche Prostata und Muttermund) durch ein sensorisches Netz mehr oder weniger eng miteinander verbunden sind, wie Zündhölzer, deren Schwefelköpfe mehr oder weniger nah beieinanderliegen. Je nachdem, wie nah die erogenen Zonen beieinanderliegen, führt die „Erhitzung" der Klitorisspitze mehr oder weniger leicht zum Überspringen des Funkens auf einen der anderen Bereiche.

Wie bei all unseren Organen, so gibt es natürlich auch hier individuelle anatomische Unterschiede, die, auch wenn sie noch so gering sind, in diesem Fall mehr oder weniger unterschiedliche Reaktionen auslösen können (was leichter oder schwerer sein kann), wenn sie stimuliert werden.

## Wie funktioniert das Gehirn?

Aufbau und Entwicklung des Gehirns folgen nur etwa zu einem Drittel einem genetisch vorgegebenen Programm. Wir haben es also mit einem durchaus plastischen Organ zu tun, das sich unentwegt weiterentwickelt – je nachdem, welche Anforderungen die Umgebung stellt: Bildung, kulturelle Einflüsse, Gefühle und Emotionen. Über die Sinnesorgane erhält es Informationen (Sehen, Tasten, Riechen, Hören und Schmecken), die einhergehen mit den Botschaften des Körpers, die es dann in Form von bewussten und unbewussten Repräsentationen (sogenannten neuronalen Karten) über die Kommunikationsbahnen des Nervensystems, die Autobahnen gleichen, integriert.

Die eine verläuft radial und verbindet das Innere mit dem Äußeren – durch die Verlängerungen der Neuronen, die unsere peripheren Organe mit den tieferen Bereichen des Gehirns und anschließend über verschiedene Wege mit der Hirnrinde verbinden. Über den Sehnerv des Gesichtssinns, der die Retina mit der Hirnrinde des Hinterhauptlappens verbindet, werden elementare Informationen übermittelt, und die wichtigste motorische Nervenbahn gibt dann vom für die Motorik zuständigen Hirnrindenabschnitt Befehle an die Muskeln weiter.

Die andere verläuft parallel zur Oberfläche der Hirnrinde und sorgt für die Verbindung der verschiedenen Abschnitte der Hirnrinde, die sensorische oder motorische Reizinformationen empfangen oder aussenden. Jeder unserer fünf Sinne hängt also von einem primären und mehreren sekundären Hirnrindenabschnitten ab, und die zwischen ihnen bestehenden Verbindungen bilden die Hauptkommunikationswege zwischen den Zellen, die unsere Wahrnehmung und unser Handeln verarbeiten.

Die „Wanderung" der Axone (Verlängerungen der Nervenzelle) zu ihrem Zielort im Organismus ist keine ausschließlich von den Genen organisierte Reise, sie ist interaktiv und wird beim Fortschreiten von Signalen gelenkt, die auch die Richtung der Verknüpfungen bestimmen und so den Nervenzellen eine Kompetenz und ein kreatives Potenzial verleihen. Die neuronalen Karten werden außerdem durch den affektiven, also gefühlsbezogenen Wert der Informationen beeinflusst, der ihnen über spezifische Neurotransmitter [Botenstoffe] übermittelt wird. Auch Neuromodulatoren* und Hormone können ihre Strukturen ändern.

Zudem muss man auch wissen, dass die Hirnrinde im vorderen Stirnlappenbereich an der Verarbeitung von Sinnesinformationen und an der Einschätzung von Gefahr beteiligt ist, dass der Mandelkern *(Corpus amygdaloideum)* das Zentrum der emotionalen Prozesse ist und dass der Hypothalamus an der Freisetzung von Steroidhormonen beteiligt ist.

Im Mandelkern lernen wir das Lustempfinden mit einem Objekt oder einer Situation in Verbindung zu bringen und dessen Lust- oder Genusswert einzuschätzen. Der Mandelkern schürt unseren Hass oder unsere Verzweiflung und prägt sich leid- oder lustvolle Erfahrungen ein.

Die Entwicklung des Nervensystems ist nie abgeschlossen. Unser Gehirn ist zur Umwelt hin offen und durch das bisher Erlebte geprägt, so ist es in der Lage, ständig Neues hinzuzulernen. Es speichert unsere Emotionen und kann sich aus diesem Grund in jedem Augenblick an die entsprechende Wahrnehmung oder Handlung erinnern.

**Tipp**

Falls Sie sexuell unbefriedigt sind, weil Sie nichts spüren, gibt es eine gute Nachricht: Sie können von der Gestaltungskraft Ihres Gehirns profitieren. Wenn Sie Ihre erogenen Zonen erforschen, indem Sie sie berühren, ertasten, streicheln und erspüren, kann sich Ihr Gehirn diese sensiblen Zonen merken; es wird die Empfindungen, die dabei ausgelöst werden, wiedererkennen und sie

* chemische Substanzen, die die Arbeitsweise des Nervensystems beeinflussen. Diesen Substanzen übergeordnet ist die Synapse – eine anatomische Struktur, die die „Neuromodulation" erst ermöglicht. Hier werden digitale Impulse, sogenannte Aktionspotenziale, in eine chemische Signalübertragung umgewandelt. (Anm. d. dt. Hrsg.)

dann immer wieder abrufen können. Lassen Sie Ihre sexuelle Sensibilität nicht einfach brachliegen. Üben Sie, dann werden Sie sich selbst spüren und dabei Verbindungen zwischen den verschiedenen erogenen Zonen und zwischen den erogenen Zonen und Ihrem Gehirn herstellen. Und Sie werden sehen: Sie werden nicht mehr enttäuscht und verzweifelt sein, stattdessen werden Sie Ihre sexuelle Erregung und Ihr ureigenstes Lustgefühl entdecken, meine Damen.

# 5

# Auch mal an sich selbst denken statt immer nur an den anderen

Sie haben jetzt schon des Öfteren geübt, haben die verborgenen Winkel und Geheimnisse Ihres Geschlechtsorgans erforscht und wissen, wie sich seine Oberfläche anfühlt. Sie erkennen seine Beschaffenheit wieder, sobald es berührt wird … und sei es auch nur ganz zart. Ihr Gehirn hat sich seine Konturen und seine empfindsamen Stellen gemerkt. Ihre Vagina ist Ihnen nicht mehr fremd, sie ist Ihnen sehr vertraut, sie fühlen sich wohl mit ihr. Sie ist kein fremder Raum mehr. Es gibt keine Unsicherheit mehr.

Jetzt sind Sie bereit, Ihre Erfahrungen mit Ihrem Liebsten zu teilen; sie wollen jetzt spüren, was die zärtlichen Berührungen Ihres Partners bei Ihnen auslösen können. Die Voraussetzungen sind geschaffen: Sie werden Lust bei der Penetration empfinden. Die Empfindsamkeit Ihrer Klitoris, Ihrer Schamlippen, Ihrer Scheide wird jetzt in Ihr Gehirn projiziert und die Liebkosungen des Partners werden über die Nervenbahnen, die Sie geschaffen haben, indem Sie sich selbst erforscht und zärtlich berührt haben, dorthin geleitet.

Als Nächstes steht an, dass Sie zu nehmen lernen. Sie mögen mir entgegnen: „Ja, aber ich möchte meinem Partner doch Lust bereiten, er soll den Sex genießen." Das ist Unsinn, meine Damen, denn wenn Sie versuchen, Ihre eigene Lust zu finden, und wenn es Ihnen gelingt, beim Orgasmus höchste Lust zu empfinden, wird sich Ihr Partner durch das, was er bei Ihnen ausgelöst hat, sehr geschmeichelt fühlen.

Tatsächlich ist es so, wie der berühmte französische Psychoanalytiker Jacques Lacan sagte: „Es gibt keine sexuelle Beziehung." Sie wundern sich über diese Aussage, nicht wahr? Ich werde Ihnen erklären, was Jacques Lacan damit ausdrücken will: Sex mit einem anderen Menschen zu haben ist im Grunde nichts anderes, als Eis mit einem anderen Menschen zu essen, der ebenso gern Eis isst wie man selbst. Sie sind zusammen und teilen den Genuss miteinander, obwohl der Akt an sich von jedem ganz für sich allein vollzogen wird und auch der dabei empfundene Genuss eine persönliche Sache ist. Sie erleben dabei gemeinsam einen Augenblick, aber das Lustempfinden jedes Einzelnen ist etwas ganz Individuelles.

***Wenn Sie diese Vorstellung integrieren, sind Sie auf dem richtigen Weg zur Lust, zu Ihrer Lust.***

Die weibliche Vagina wird allerdings häufig mit einem offenen Gefäß verglichen, das als Opfergabe, als Geschenk an den anderen dargebracht wird. Außerdem ist sie auch der Kanal, durch den wir Frauen beim Gebären ein neues Wesen ins Leben entlassen, wir schenken ihm sein Leben. Und so wollen Frauen eher geben, als sich aktiv auf die Suche nach Ihrer eigenen Lust zu machen. Wir Frauen neigen eher zur Hingabe, das heißt, wir sind bereit, Opfer zu bringen und uns dabei selbst zu verleugnen. Das ist ein Instinkt, der mit unserer Mutterfunktion in Verbindung steht und sich auf verschiedene Art äußert: Wir gebären, wir versorgen, wir umhegen und wir ziehen unsere Kinder auf.

Sie schenken Leben, darum treibt Sie Ihr natürlicher Instinkt an, zuerst an den anderen zu denken, meine Damen. Denken Sie einmal darüber nach und beginnen Sie damit, sich selbst anders wahrzunehmen. Sie haben auch das Recht, zu empfangen, anzunehmen ... gestatten Sie es sich einfach. Denken Sie zuerst an sich selbst, der Rest kommt dann von ganz allein.

Räumen Sie sich diese Möglichkeit ein. Sie „dürfen" ruhig auch an sich selbst denken. Denn je erfüllter und zufriedener Sie sind, desto glücklicher können Sie die Menschen um sich herum machen.

*Die Geschichte von Marie ist ein sehr gutes Beispiel dafür, wie sehr Frauen sich aufgeben können.*
*Marie kommt zum ersten Mal im Januar 2001 zu mir in die Praxis. Sie ist 31 Jahre alt, von ihrem ersten Ehemann geschieden und hat eine 6-jährige Tochter. Sie lebt jetzt seit zwei Jahren mit einem neuen Partner zusammen. Sie kommt zu einer gynäkologischen Vorsorgeuntersuchung und braucht ein neues Rezept für die Pille. Nach einem Monat sehe ich sie wieder, weil sie keine oralen Empfängnisverhütungsmittel mehr einnehmen will, sondern etwas Natürlicheres wünscht: „Meine Beziehung ist ja stabil und fast wie ein Ehe, das kann ich mir erlauben." Ich verschreibe ihr Vaginalzäpfchen und gebe ihr ein paar Ratschläge zum Thema „Verhütung", an die sie sich halten soll, wenn diese ihre empfängnisverhütenden Wirkung effektiv erfüllen sollen. Zwei Monate später ist sie wieder in meiner Praxis, dieses Mal mit einem positiven Schwangerschaftstest, den ich durch eine vaginale Ultraschalluntersuchung abkläre und bestätigen kann. Sie ist sprachlos und unentschlossen: Denn ihr Partner hatte sie von Anfang an gewarnt, dass er zwar ihre Tochter annehme, aber niemals mit ihr gemeinsam Kinder haben wolle, niemals. Er selbst hat eine Kindheit mit einer nicht sehr liebevollen Mutter erlebt und will aus diesem Grund selbst keine Kinder haben. Ich höre mir Maries Ausführungen an und schlage ihr vor, nach Hause zu gehen und noch einmal mit ihrem Freund über die Sache zu sprechen und dann, wenn sie sich entschieden haben, möglichst mit ihm gemeinsam zurückzukommen.*

*Ich habe ihn allerdings nie zu Gesicht bekommen. Zwei Wochen später kommt sie zurück: Sie haben sich entschieden. Sie erklärt mir: „Ich habe einen Deal mit ihm gemacht. Er war ja ehrlich zu mir, er hat es mir gleich von Anfang an gesagt. Und ich liebe ihn. Ich muss es eben machen lassen, auch wenn ich das Kind gern behalten würde." Wir vereinbaren also einen*

*Termin für den Schwangerschaftsabbruch unter Vollnarkose. Der Eingriff wird innerhalb der vorgesehenen Fristen und unter Einhaltung der üblichen medizinischen Vorkehrungen vorgenommen.*

*Einen Monat später kommt sie zur Kontrolluntersuchung wieder zu mir: Sie blutet immer noch, sie ist traurig, erschöpft, hat fürchterliche Migräneanfälle und eine Gesichtslähmung. Nach den üblichen Untersuchungen und nachdem ich sie so gut wie möglich zu trösten versucht habe, lasse ich sie mit einem Rezept für die Pille und einigen Vitaminpräparaten nach Hause gehen.*

*Bereits nach einem Monat sehe ich sie wieder. Sie blutet immer noch und das, obwohl sie ja jetzt die Pille nimmt (oder vergisst sie sie?). Außerdem fühlt sie sich aufgebläht, aufgedunsen und nicht wohl in ihrer Haut. Ich schlage ihr vor, eine andere Pille auszuprobieren oder sich eine Spirale einsetzen zu lassen. Sie geht mit einem Rezept für beides weg … so hat sie die Wahl.*

*Zwei Monate später ist sie wieder in meiner Sprechstunde. Sie nimmt die neue Pille. Ich mache einen Vaginalabstrich. Alles scheint sich zu beruhigen. Die großen Ferien stehen vor der Tür. Sie wird wegfahren. Im Urlaub wird sie wieder Kraft schöpfen und ganz gesund werden.*

*Kurz nachdem sie aus den Sommerferien zurückgekommen ist, es ist September, sehen wir uns wieder. Jetzt geht es ihr ganz schlecht: Sie hat unerträgliche Schmerzen im Beckenbereich und ihre Brüste sind hart und tun ihr weh. Doch die klinische Untersuchung und die Ultraschalluntersuchung ergeben keine Unregelmäßigkeiten. Alles ist normal. Ich verschreibe ihr eine andere Pille; tröste sie; sage ihr, dass körperlich alles in Ordnung sei, aber ich gut verstünde, dass es sich da um einen seelischen Schmerz handele, der ihren Körper dazu bringe, sich aufzulehnen.*

*Im Frühjahr des folgenden Jahres hat sie wieder einen Termin bei mir. Wir sind jetzt also im März 2002. Ich verschreibe ihr wieder die Pille, die sie in letzter Zeit eingenommen hat und die sie zu vertragen scheint. Im Januar 2003 kommt sie erneut in meine Sprechstunde. Sie hat vor drei Monaten aufgehört, die Pille zu nehmen, aber ihre Brüste tun ihr immer noch ganz furchtbar weh. Bei der Untersuchung kann ich nichts finden und vermute eher, dass es sich dabei um Schmerzen im Zwischenrippenbereich han-*

*delt (die häufig durch Verkrampfung des Körpers entstehen, durch stressbedingte Verspannungen). Die Ergebnisse der Mammografie und der Ultraschalluntersuchungen sind völlig normal.*

*Im September 2003 sehe ich sie wieder. Sie nimmt die Pille noch immer nicht. Ihr Zyklus ist unregelmäßig (sie hat ihre Regel alle zwei Wochen); sie hat unerträgliche Migräneanfälle, und das fast jeden Tag; sie ist aufgedunsen, erschöpft und depressiv. Ich würde gern rufen: „Verlass ihn endlich, um Himmels willen! Du verdienst etwas Besseres!" Aber ich tue es nicht. Es ist ihr Leben, ihre Liebe. Ich kann sie nur auf diesem Weg der Schmerzen begleiten, sie päppeln und trösten und ihr Magnesium und ein Mittel verschreiben, das ihre Blutungen stoppt. Das nächste Mal kommt sie im Dezember 2004 in die Praxis. Ihre Schmerzen im Unterbauch sind unerträglich, obwohl sie beim Sex – unerklärlicherweise – verschwinden. Ihr Zyklus ist völlig durcheinander, sie blutet ständig und ihre Brüste tun ihr weh.*

*Die Ultraschalluntersuchung zeigt eine fibromatöse Gebärmutter und so verordne ich eine* Hysterografie *(röntgenologische Untersuchungsmethode der Gebärmutterhöhle) und eine Vitamintherapie kombiniert mit Eisenpräparaten. Die Untersuchung ergibt einen kleinen Polypen am unteren Teil der Gebärmutter* (Isthmus) *und eine Verdickung der Gebärmutterschleimhaut* (Endometriumhyperplasie). *Im März 2005 wird daher unter Vollnarkose ein kleiner Eingriff bei ihr vorgenommen.*

*Bei der Nachuntersuchung im April ergibt sich folgendes Bild: Sie ist kurz vor ihrer Regel sehr reizbar und hat immer noch Schmerzen im Unterbauch. Ich mache am selben Tag eine Ultraschalluntersuchung und sehe eine Zyste am rechten Eierstock. Ich werde sie nach der klassischen Methode medikamentös behandeln. Dazu verschreibe ich ihr wieder Vitamine, in der Hoffnung, dass ihr das helfen wird, seelisch und damit auch körperlich durchzuhalten. Da sie sich außerdem über ein Brennen im Scheidenbereich und übel riechenden Ausfluss beklagt, mache ich einen Abstrich. Die Diagnose ergibt eine bakterielle Entzündung (die eher harmlos ist, aber durch die häufigen Blutungen und eine unausgeglichene Scheidenflora begünstigt wird), die sofort im Anschluss behandelt wird.*

*Im März 2006 möchte sie wieder ein Verhütungsmittel verschrieben haben. Außerdem braucht sie erneut Mittel gegen ihre Reizungen in der Vulva und der Vagina, die ihr beim Sex wehtun. Ich nehme die üblichen Untersuchungen bei ihr vor: Abstrich, Mammografie, Blutuntersuchung. Anfang April 2006 sitzt sie mir wieder gegenüber. Sie hat endlich die Pille abgesetzt. Sie hat Schmerzen in den Brüsten und ihr Zyklus ist zu lang (alle 40 bis 45 Tage). Sie hat Blutungen an jenem Tag und bei der Ultraschalluntersuchung sehe ich ein gestieltes Myom an der Gebärmutter und eine Zyste am linken Eierstock. Sie verlässt die Praxis wieder mit Rezepten für Mittel, die ihre Blutung stoppen und die neu entstandene Zyste am Eierstock behandeln sollen. Außerdem bekommt sie eine Überweisung, um die mich an jenem Tag bittet, für eine Eileiterligatur zur permanenten Empfängnisverhütung und für einen Eingriff, bei dem das Myom chirurgisch entfernt werden soll. Diese Eingriffe werden im Mai 2006 vorgenommen. Im Oktober 2006 kommt sie wieder in meine Sprechstunde. Ihr Zyklus ist immer noch unregelmäßig, zu lang und mit starken Blutungen verbunden. Ich verschreibe ihr einen Zyklusregulator. Sie strahlt, ihre Gesichtszüge sind entspannt. Wir haben uns wohl zum letzten Mal gesehen, denn sie wird umziehen. Nach Bordeaux. Sie hat vor Kurzem jemanden kennengelernt und verlässt ihren Freund, um ein neues Leben mit dem neuen Mann zu beginnen. Und das war auch Zeit. Nach fünf Jahren des Leidens, der Entsagung, der seelischen Einsamkeit, des Unverstandensein, des Sich-dem-Begehren-ihres-Partners-Beugens. So lang hat es gedauert, bevor sie sich endlich entschloss, der Wirklichkeit ins Gesicht zu sehen!*

*Ein neues Leben liegt vor ihr. Ich wünsche ihr, dass sie glücklich wird!*

Sie sind stark erregt, schmelzen unter seinen Berührungen vor Lust dahin, kommen aber nie zum Höhepunkt. Ihr sexueller Genuss ist nicht vollkommen, und Sie sind auch nicht glücklich darüber, dass Sie Ihrem Partner dieses Geschenk nicht machen können: diese explosionsartige Entladung, dieses Feuerwerk. Seine Belohnung, der sichtbare Beweis, dass er ein toller Kerl ist, ein Knaller, eine Bombe im Bett. Hören Sie auf, schon von vornherein darüber unglücklich zu sein. Das sind nur Vorurteile. Hören Sie auf, immer alles so machen zu wollen, „wie es sich gehört“ und „wie es sein sollte“.

Konzentrieren Sie sich einfach auf Ihre Lust, meine Damen. Ist sie noch bescheiden, ein wenig zurückhaltend? Was soll's! So ein Mist! Ihre Lust will sich nicht in lautstarkem Schreien äußern? Wenn Ihre Lust nicht explosiv ist, dann heißt das noch lange nicht, dass Ihr Partner keinen lustvollen Orgasmus hatte.

*Vergessen Sie alles, was Sie gelernt haben; vergessen Sie alle Regeln; alle Sätze, die mit „Ich müsste“ oder „Ich sollte eigentlich“ beginnen.*

Sie machen sich viel zu viele Gedanken um den anderen und können deshalb nicht loslassen. Sie warten angespannt auf die große Explosion, darauf, dass Ihr Gehirn einfach nur noch schweigt. Erwarten Sie einfach nichts und lauschen Sie stattdessen genau, was geschieht. Gehen Sie auf Entdeckungsreise und je weniger Sie erwarten und je mehr Sie auf das achten, was geschieht, desto mehr werden Sie sich selbst wiederfinden.

Gehen Sie an jede neue sexuelle Begegnung ganz frei heran, ganz unvoreingenommen, dann werden Sie Ihre wahren Gefühle und Empfindungen entdecken, ihre Süße auskosten und immer mehr Vertrauen gewinnen in das, was Ihnen Ihr Geschlechtsorgan schenken kann.

Viele Frauen kommen zu mir und sagen: „ Ich bekomme einfach keinen Orgasmus; ich habe gehört, dass sich die Vagina dabei zusammenziehen muss …“. Sie sind bitter enttäuscht, kreuzunglücklich und fühlen sich mehr und mehr entmutigt. Vergessen Sie all das: Ihre sinnlichen Reaktionen verlaufen nicht immer nach demselben Muster. Wenn Sie beispielsweise Schokolade oder ein leckeres Gericht essen, müssen Sie dann unbedingt einen bestimmten, festgelegten Geschmack spüren? Ist es wichtig, dass Sie jedes Mal den gleichen Genuss empfinden? Schmeckt es immer gleich? Nein. Und warum sollte das beim Sex anders sein? Gewiss, heute spricht man offener darüber. Alles ist leichter, freier, alles ist erlaubt. Aber lassen Sie sich trotzdem nicht auf ein bestimmtes Verhalten festlegen und nicht von Klischees, Moden, intelligenten Definitionen oder von einer Art Leistungsdenken einzwängen.

All diese Regeln und Gebote blockieren Ihre wahren Fähigkeiten, legen sie lahm. Ihre „Rückhand beim Tennis" ist vielleicht nicht elegant und entspricht nicht unbedingt dem klassischen Stil, aber sie ist wirkungsvoll. Dass sie nicht so ist, wie sie sein sollte, sollte Sie also nicht daran hindern, weiter zu üben.

Was Sie fühlen, wie Sie reagieren, das ist Ihre ureigenste Sache: Spüren Sie ein Beben oder eine Welle, die Ihre gesamte Vagina durchläuft? Eher ein zitterndes Vibrieren oder eher eine süße Hitze, die aufsteigt. Genau das ist Ihre Lust. Na dann: Seien Sie stolz darauf.

Viele Frauen denken, sie fühlten nichts, weil sie nicht in der Lage seien, richtig hinzuspüren, genau hinzuhören. Auch in Ihnen gibt es diese Musik, meine Damen, seien Sie sich da sicher. Sie ist einfach sehr leise, lauschen Sie noch einmal genau ... Sie können diese leisen Töne vielleicht einfach noch nicht hören; Sie erwarten Fanfarenstöße und steigen wieder einmal frustriert und unglücklich aus dem Bett.

*Surfen Sie auf der ansteigenden Welle der Lust.*

Konzentrieren Sie sich auf die Oberfläche Ihrer Haut, Ihrer Schleimhäute, lassen Sie sich von Ihren Empfindungen ganz erfüllen. Folgen Sie den Konturen Ihrer Vulva, die Ihr Partner zärtlich streichelt, und lassen Sie Ihr Gehirn sich vollsaugen mit diesen Empfindungen, die es analysieren und dann nach den verschiedenen so erzeugten Reaktionen aufschlüsseln wird.

Überstürzen Sie nichts, halten Sie einfach das Gleichgewicht, während Sie auf Ihrem Surfbrett stehen ... und die Welle hinaufgleiten. Lassen Sie sich von der Welle erfassen und tragen ... Einmal, zweimal, hundertmal werden Sie vielleicht ins Wasser fallen, bevor Sie ans Ufer zurückkehren. Und dann – eines Tages – werden Sie es schaffen. Und was Sie dann erreicht haben, das bleibt Ihnen für immer.

Es gibt so viele Frauen, die denken, die Lust käme von allein, wenn sie die zärtlichen Berührungen ihres Partners, den sie lieben, zuließen. Aber da täuschen sie sich. Es ist ein hartes Stück Arbeit ... wie eigentlich alles. Sie werden mit einer bestimmten Begabung geboren, aber Sie müssen trainieren, wie ein kleiner Champion beim Tennis, der stundenlang nichts anderes tut, als den Ball zu schlagen; ihn in die Hand zu nehmen, ihn aufhüpfen zu lassen, innerhalb der Linien zu spielen ... bis er schließlich am Ende mit dem Ball machen kann, was er will; bis er ihn genau dort platzieren kann, wo er es gern möchte.

Seien Sie nicht mehr traurig oder pessimistisch oder niedergeschlagen: Üben Sie, entdecken Sie sich, berühren Sie sich, fühlen Sie und spüren Sie nach. Ihr Gehirn wird sich jedes kleinste Detail Ihres Geschlechtsorgans und alle seine unterschiedlichen Reaktionen einprägen und Sie werden auf die Liebkosungen Ihres Partners immer besser und immer stärker reagieren. Je mehr Sie das Hinspüren für sich selbst üben, desto erfüllter werden Sie werden und desto glücklicher werden Sie Ihren Partner machen. Das ist der Weg, den es sich einzuschlagen lohnt. Zuerst nehmen Sie am besten Kontakt mit Ihrem Geschlechtsorgan auf; lernen Sie, es zu spüren; lernen Sie seine Reaktionen kennen; spüren Sie, wie es atmet ... auf diese Weise wird all das in Ihrer Großhirnrinde abgespeichert, und im Gegenzug werden Sie dann spüren, wie Ihr Sexualorgan pulsiert und lebt. Erst dann wird es auch erbeben, wenn es von anderen berührt und liebkost wird.

Sie sind keine Maschine, kein Roboter, der auf Knopfdruck reagiert. Ihre Vagina muss für Sie existent sein, sie muss eins mit Ihnen sein, und das schon lange vor dem Vorspiel. Wie das bei den Männern ist, die ihren Penis in jedem Augenblick wahrnehmen können. Aus diesem Grund ist es auch nicht erstaunlich, dass sie „allzeit bereit" sind. Für sie ist ihr Penis immer im „Stand-by-Modus", er kann jederzeit aktiviert werden.

Vergeuden Sie also keine Zeit, trödeln Sie nicht länger herum, meine Damen. Sie möchten genießen und höchste Lust empfinden? Machen Sie sich sofort auf den Weg: Werfen Sie überkommene Ideen und Prinzipien über Bord. Nehmen Sie sich, wann immer es möglich ist, Zeit, um sich an einen ruhigen Ort zurückzuziehen und sich mit Ihrem Intimbereich zu beschäftigen. Betrachten Sie die sichtbaren Teile Ihres Geschlechtsorgans zuerst lange; berühren Sie sie dann, streicheln Sie sich zärtlich, nehmen Sie wahr, was Sie fühlen … spüren Sie genau hin.

Erforschen Sie sich zuerst; am Anfang geht es nicht darum, dass Sie sich in Fahrt bringen. Das kommt später. Konzentrieren Sie sich in erster Linie darauf, was Sie in Ihrer Vulva und in Ihrer Vagina empfinden, wenn Sie sie berühren. Lassen Sie Ihre Finger in die von Furchen durchzogene Scheide gleiten, und konzentrieren Sie sich darauf, wie sich das in diesem Augenblick anfühlt. Lassen Sie sich ganz von diesen Gefühlen und Empfindungen erfüllen; genießen Sie es. Lauschen Sie dem, was Ihre Vagina Ihnen mitteilen will, spüren Sie, wie sie klopft, wie sie pulsiert.

*Überspringen Sie keine Phase und Sie werden ein Champion werden.*

Lassen Sie sich Zeit und hören Sie nicht einfach auf, denn all diese Eindrücke prägen sich langsam in Ihrem Gedächtnis ein; sie werden dann wiederentdeckt, wenn der Penis Ihres Partners an ebendiesen Stellen sein wird. Dann werden Sie das Pulsieren Ihrer warmen Höhle wieder spüren, Sie werden spüren, wie sie sich entfaltet, und ihre Wellenbewegungen ganz bewusst erleben. Wenn Sie genießen lernen, werden Sie auch lernen, was höchste Lust ist … Sie werden am eigenen Leib erfahren, was es bedeutet, ekstatisch zu explodieren, Sie werden ein Feuerwerk erleben.

Jeder Millimeter Ihres Geschlechtsorgans – Ihrer Schamlippen und Ihrer Klitorisperle, Ihres Scheidenvorhofs, Ihrer Vagina und des Gewebes, das um Ihren Anus herum liegt, kann Ihnen Lust schenken. Doch jedes Gewebe hat seine sensorischen Besonderheiten. Manche Bereiche reagieren zurückhaltend, andere explodieren schier bei der leichtesten Berührung. Nehmen Sie wahr, zu welcher Bandbreite an Reaktionen Ihre erogenen Zonen fähig sind; lernen Sie, die Unterschiede wahrzunehmen; lernen Sie, die verschiedenen Reaktionen und die feinen Nuancen wahrzunehmen. Schließen Sie die Augen und spielen Sie ein sinnliches Ratespiel. Ihr Sexualorgan ist wie ein Musikinstrument: Bis man es gut spielen kann, dauert es eben lange. Wenn Sie zum Beispiel Geige spielen lernen, wie lange brauchen Sie da, bis Sie virtuos ein Konzert geben können? Was glauben Sie? Wenn Sie viel geübt haben und eine Expertin geworden sind, werden Sie die Erste Geigerin sein und der Applaus wird Sie für Ihre „Mühen" belohnen.

Sie wollten das Pferd von hinten aufzäumen. „Ich möchte ihm so gern Lust bereiten", sagen Sie. Doch das ist der falsche Ansatz. Es wird Ihnen nichts anderes übrig bleiben, als bei sich selbst anzufangen: Beginnen Sie, durch Berühren und Spüren jeden Winkel Ihres eigenen „Gartens" zu erforschen. Besinnen Sie sich auf Ihren Grund und Boden und man wird Ihren Garten gern besuchen. Ihr Besucher wird so fasziniert sein von all den Schätzen, die er dort vorfindet, dass Sie vor Freude und Zufriedenheit fast platzen werden.

Das heißt also, dass Sie nicht darum herumkommen werden, Ihre Haltung zu ändern, meine Damen. Beginnen Sie bei sich selbst. Denken Sie zuerst an sich. Sie werden überrascht sein, was sich dann alles ändert und welche Belohnungen auf Sie warten … Gefühle, nach denen Sie sich schon so lange sehnen.

***Es liegt bei Ihnen! Werden Sie aktiv, verstecken Sie sich nicht länger hinter Ihrer Gutherzigkeit. Es ist Zeit, dass Sie glücklich sind!***

Wann Sie Glück erleben, wann Sie Sex in vollen Zügen genießen werden, das bestimmen Sie. Geben Sie sich die Erlaubnis, glücklich zu sein, denn das ist es, was die meisten Frauen sich versagen: den eigenen Spaß am Sex. Wer soll es Ihnen erlauben, wenn nicht Sie selbst?

Also, auf geht's, Sie sind kein kleines Mädchen mehr! Was Sie sich heute nicht selbst nehmen, ist vielleicht verloren. Niemand wird Ihnen böse sein, weil Sie sich in der intimen Umarmung Ihres Liebsten belohnen. Und wenn er auch wirklich Ihr Auserwählter ist, dann sowieso nicht. Er wartet nur darauf, dass Sie alles – Vater, Mutter, Kinder – einmal beiseite lassen und sich völlig in Ihrem gemeinsamen Augenblick hingeben.

Es gibt so viele Frauen, die sich quälen und mit ängstlichen Fragen zu mir in die Praxis kommen. Sie sind sich in keiner Weise bewusst, wie sehr sie sich in dieser Hinsicht selbst im Wege stehen. Wie soll es auch gehen, wenn sie diesen Keuschheitsgürtel im Kopf tragen? Wie sollen sie da auf dem Höhepunkt in einem Feuerwerk süßer Lust zerfließen?

Denken Sie deshalb nach, gehen Sie in sich, lassen Sie sich aufklären, sprechen Sie mit anderen Frauen … und befreien Sie sich von Ihren Fesseln. Und wenn Sie das Gefühl haben, dass Sie es ganz allein nicht schaffen, weil es zu schwierig ist, dann suchen Sie sich Hilfe.

# 6

# Spüren üben und so die Lust am Sex steigern

Sie haben Ihre Weiblichkeit genau unter die Lupe genommen, sind sich ihrer bewusst geworden und Sie haben akzeptiert, dass Sie anders sind. Sie haben geforscht und gespürt. Ihre Vagina ist keine Unbekannte mehr für Sie. Sie haben an Ihrer Sensibilität gearbeitet, sie weiterentwickelt.

## Pflegen Sie Ihre Lust ... und sie wird wachsen und gedeihen

Die Hälfte Ihres Weges zu Ihrem sexuellen Genuss haben Sie schon hinter sich. Sie können jetzt wahrnehmen, was Sie direkt unter der Oberfläche Ihrer Haut und Ihrer Schleimhäute empfinden. Sie können jetzt spüren, wie Ihre Vagina leicht zusammenzuckt, wie Ihr G-Punkt anschwillt, Ihre Schamlippen erbeben, und Sie spüren das süße Ziehen Ihrer Klitoris. Ihre Sinne sind ganz wach, denn Sie haben sie trainiert, und Sie können die Reaktion auf die erotischen Stimulierungen schneller wahrnehmen und deutlicher spüren. Sie werden schneller erregt, diese Erregung breitet sich schneller und weiter in Ihrem Körper aus und sie ist intensiver.

Vorher haben Sie sich häufig gelangweilt; im einen Augenblick fühlten Sie sich vielleicht leicht erregt, im nächsten waren Sie ganz woanders. Das hat sie frustriert und Sie wünschten sich, dass das

Ganze möglichst schnell vorbei wäre, damit Sie etwas tun könnten, was Sie nicht frustriert. Jetzt ist Ihre Erregung echt, Sie fühlen sie ganz intensiv. Sie wächst und wächst und breitet sich wie eine Decke von flüssiger Lava in alle Winkel Ihres Unterleibs hinein aus. Ihr Scheideneingang öffnet sich, zwischen Ihren Schamlippen wird es feucht, Ihre Klitoris sehnt sich nach Berührung und Ihre Scheide möchte den Penis am liebsten in sich hineinsaugen.

*Jetzt ist Ihre Fantasie gefragt!*

Wenn Sie nicht wollen, dass diese ganze sinnliche Erregung in sich zusammenfällt wie ein Soufflé, dürfen Sie jetzt Ihre Fantasie bemühen. Denn vielen Frauen geht es so: Sie nehmen Anlauf, da ist Erregung, die Klitoris reagiert sehr intensiv … und dann, bei der Penetration und den Bewegungen des Penis in ihrer Scheide, spüren sie nichts mehr. In diesem Fall ist Kopfkino angezeigt. Lassen Sie ein Bild von Ihrer Scheide vor Ihrem inneren Auge entstehen. Stellen Sie sich einen „Fisch" vor, der in Ihre Scheide hineinschwimmt. Folgen Sie ihm auf seinem Weg, während er sie entfaltet, sie weitet. Stellen Sie sich Ihre Vagina als eine kleine „Koralle" vor, deren Zweige sich im Fluss Ihrer Körperflüssigkeiten bewegen und sich öffnen, um diesen Fisch hindurchschwimmen zu lassen. Folgen Sie in Ihrer Vorstellung dem Fisch, wie er immer weiter vorankommt. Spüren Sie, wo er anstößt, spüren Sie seine wellenförmigen Bewegungen. Lassen Sie sich ganz von diesen Empfindungen erfüllen. Erwecken Sie die „Geschmacksknospen" Ihrer Vagina zum Leben, indem Sie sich in die Oberfläche Ihres Vaginalgewebes hineindenken.

Sie werden sehen: Am Anfang wird es nur ein leichtes Beben sein, eine Wellenbewegung unter der Oberfläche. Aber mit der Zeit werden Sie eine echte Expertin werden, und Ihre Vagina wird unter den erotischen Berührungen zu einem kleinen „saugenden Mund" werden. Nach und nach werden Sie sich dieser Wellenbewegungen und dieser Vibrationen mehr und mehr bewusst werden. Viele

Frauen sagen von sich, dass sie nur einen klitoralen Höhepunkt erreichen können und es ihnen leidtut, dass sie sich dann bei der Penetration (dem „eigentlichen" Liebesakt) langweilen.

Das muss nicht so sein, nur hat man den Männern so lange in den Ohren gelegen und von der außergewöhnlichen Sensibilität der Klitoris gesprochen, dass diese inzwischen alles andere in den Hintergrund gedrängt hat. Nur ein paar flüchte Berührungen der Brüste oder des Halses und dann stürzt der Mann sich auf die Klitoris und konzentriert sich ganz auf sie. Da sie sehr sensibel ist, kommen die meisten Frauen so sehr schnell zum Orgasmus. Und wenn ihr Partner dann in sie eindringt und sich in ihrer Vagina bewegt, sind sie wenig bewusst dabei und reagieren nicht mehr. Sie langweilen sich fast und wünschen sich, dass es möglichst schnell vorbei sein möge. Hinterher sind sie meist frustriert und tun sich selbst leid, weil es nur dieser eine Bereich zu sein scheint, der beim Sex reagiert, und sie fühlen sich abgestempelt als Frau, die eben nur klitoral kommen kann. Denken Sie einmal nach: Wenn Ihr Partner einen Orgasmus hatte, ist er dann sofort wieder in der Lage, seine Heldentat zu wiederholen? Nein, natürlich nicht.

Wenn Sie gewöhnlich beim Sex meist Ihre ganze Aufmerksamkeit auf die Klitoris konzentrieren und dadurch schnell zum Orgasmus kommen, kostet Sie das einen anderen lustvollen Genuss, den Ihnen die Penetration bereiten könnte, und so erfahren Sie nicht, welche Lust Sie während des ganzen Liebesspiels empfinden könnten.

*Zögern Sie Ihre klitorale Erregung einfach ein wenig hinaus.*

Konzentrieren Sie sich auf Ihre Schamlippen, auf das samtig-weiche Gefühl, das Sie haben, wenn sie zärtlich berührt werden; spüren Sie, wie sie vibrieren. Und denken Sie auch an Ihre Vagina, deren Mund schon leicht geöffnet und mit Tau benetzt ist und die sich danach sehnt, ausgefüllt zu werden, wenn er liebkost wird. Spüren Sie ihre kleinen saugenden Bewegungen. Stellen Sie sich einmal vor, die Wände Ihrer Scheide wären mit vielen kleinen Saugnäpfchen ausgekleidet, die sich am Penis festsaugen. Folgen Sie beim Einatmen und beim Ausatmen der Flüssigkeit, die aus Ihren vaginalen „Geschmacksknospen" ausströmt. Bleiben Sie dabei. Auf diese Weise werden Sie ihre Fähigkeit zu empfinden weiterentwickeln. Zu Beginn werden Sie auf diese Weise eher „einfache Dinge" wahrnehmen, aber mit der Übung werden Sie nach und nach sehr unterschiedliche Nervenverbindungen schaffen, und ein neuer Fluss von Sinneseindrücken wird sich seinen Weg zu Ihrem Gehirn bahnen.

**Tipp**

Streicheln Sie lange Zeit mit zärtlichen drückenden Bewegungen den Bereich Ihres G-Punkts, der sich an der oberen Scheidenwand, etwa zwei Fingerbreit von Ihrem Scheideneingang entfernt, befindet. Lauschen Sie, wie er reagiert. Versuchen Sie ihn am Anfang nicht sofort zu erregen, er soll nicht sofort anschwellen oder zu einem Erbeben führen. Stellen Sie sich ihn eher als kleines Kätzchen vor, das Sie zum Schnurren bringen wollen … Sie wollen es ja auf keinen Fall erschrecken.

Je geduldiger und aufmerksamer Sie sind, desto mehr werden Sie später fähig sein, Sex zu genießen. Sie können sich und Ihren Partner „umschulen", egal wie alt sie beide sind. Erforschen Sie durch zärtliche Berührungen jeden Winkel Ihres Geschlechtsorgans – tun Sie das sooft wie möglich. Übung macht den Meister. Auf dieses Weise werden Sie die sensorischen Verknüpfungen mit ihren Orgasmusreflexen vertiefen und eine ganz andere Frau werden.

Viele Patientinnen gestehen mir, dass sie es nicht einmal genießen, wenn ihre Klitoris gestreichelt wird. Das ist erstaunlich, denn der äußere Teil der Klitoris ist eine kleine Perle, in der sehr viele

Nervenendungen liegen. Für diese scheinbare Taubheit kann jedoch mehrere Gründe geben: Zunächst einmal wissen manche Frauen gar nicht, wo ihre Klitoris liegt. Wenn Sie das auch nicht wissen, blättern Sie bitte zurück zum 1. Kapitel dieses Buches („Sich selbst gut kennenlernen“, Seite 13 ff.), nehmen Sie sich einen Handspiegel und schauen Sie sich Ihr Geschlechtsorgan an. Suchen Sie nach einem kleinen runden Knöpfchen, das über Ihren kleinen Schamlippen liegt; streicheln Sie es, spüren Sie, wie es reagiert … tun Sie das immer wieder, üben Sie sich darin, genau wahrzunehmen.

Nicht alle Frauen sind anatomisch gleich: Bei manchen von uns ist die Klitorisperle von einer etwas dickeren Vorhaut wie von einer Kapuze oder einer Mütze bedeckt, sodass sie nicht frei liegt. Die Klitoris kann auch mehr oder weniger weit von der Vaginalöffnung entfernt liegen. Aber all das ist nicht wichtig. Jede Frau kann sich nur so annehmen, wie sie eben gebaut ist. Wichtig ist nicht, wie groß Ihre Klitorisperle ist, wie sie aussieht und wo genau sie liegt, sondern Ihre Empfindsamkeit und Ihre Fähigkeit zum Spüren und Wahrnehmen. Sie haben ein Gehirn, also ist alles möglich: Sie können nachfühlen und in sich hineinspüren. Haben Sie den Mut: Verändern Sie sich; gehen Sie ohne Vorurteile auf Entdeckungsreise; erfahren Sie, welche Genüsse das Knöpfchen Ihnen verschaffen kann.

Vergessen Sie alle „Das spürt man, wenn …“-Ratschläge und alles, was Sie je in Büchern darüber gelesen haben, wie es geht und wie es sein muss. Befreien Sie sich von diesem Ballast, der Ihnen das Leben nur schwer macht, und Sie werden sich gleich besser fühlen. Lassen Sie sich ein auf das Abenteuer, das es ist, wenn Sie sich auf den Weg machen, um die Reaktionen Ihres Körpers zu entdecken. Am Ende werden Sie die strahlende Siegerin sein.

Lesen Sie, was den G-Punkt-Orgasmus angeht, die Zeilen weiter oben noch einmal. Der Orgasmus ist keine Reaktion, die automatisch eintritt, wenn Sie sinnlich berührt werden. Sie kommen nicht umhin, zuerst Ihre vaginale Sensibilität zu entwickeln, indem Sie sich selbst berühren und nachspüren und in Ihrem Gehirn ein Bild entstehen lassen. Sie müssen zuerst ein Bild von Ihrer Scheide vor Augen haben, von ihren Konturen, ihrer Öffnung und den Scheidenwänden. Außerdem ist es wichtig, dass Sie sie wirklich mit Ihren Fingern befühlen und auf das achten, was Sie dabei empfinden. Lernen Sie im Geist jeden Winkel, jedes Gefühl kennen. Sie werden sehen: Wenn Ihre Vagina in Ihrer Vorstellung Gestalt annimmt, wird sie wie ein kleines Herz in Ihrem tiefsten Inneren zu schlagen beginnen.

***Machen Sie sich leichten Herzens auf den Weg. Lassen Sie alle Erwartungen los. Alles kann, nichts muss geschehen.***

Was zählt, ist allein das, was Sie spüren; was Sie in der liebevollen Umarmung Ihres Partners auch tatsächlich empfinden. Alle vorgefassten Ideen und Erwartungen stören die Tätigkeit Ihres Gehirns und führen zum Misserfolg.

Viele Frauen haben Zweifel. Sie wissen nicht, was und wie eine Frau eigentlich fühlen müsste. Oder sie versuchen, um jeden Preis ein Gefühl wiederzufinden, das sie eines Tages zufällig einmal und seither nie wieder hatten. Man darf an dieser Stelle natürlich nicht außer Acht lassen, wie wir Frauen jahrhundertelang konditioniert wurden: Gegen Ende des 19. Jahrhunderts stellte Sigmund Freud die These auf, dass es einen „reifen Orgasmus" gebe, der ein vaginaler sei, und dass der klitorale Orgasmus in die Zeit der Adoleszenz gehöre und damit kein Ausdruck sexueller Reife sei. Wir armen Frauen sind Opfer von Moden, Ignoranten und Meisterdenkern geworden. Kein Wunder, dass es heute immer noch so schwer ist, das alles infrage zu stellen.

Das Gleiche gilt für den G-Punkt oder die weibliche Prostata. Die Zeugnisse der Frauen, die ihn spüren, die wissenschaftlichen

Beweise reichen nicht aus. Es gibt noch immer Menschen, die sich damit nicht zufriedengeben und seine Existenz bezweifeln. … Lassen Sie sich nicht beeindrucken, probieren Sie selbst aus, üben Sie und machen Sie auf diese Weise Erfahrungen mit dem Genuss, der Ihr ureigenster ist. Lassen Sie sich immer wieder überraschen von Ihrer Lust, denn sie ist immer wieder anders und neu. Zweifel und mangelndes Vertrauen in Ihre Fähigkeiten, Ihr Unwissen … all das lähmt Ihre sexuelle Empfindungsfähigkeit.

Häufig bekomme ich zu hören: „Aber bei meiner Freundin oder bei meiner Schwester ist das alles so einfach und bei mir nicht! Warum war es zuerst leicht und ist jetzt wieder schwieriger geworden? Warum ist das alles bei mir so schwierig, bin ich vielleicht nicht normal?"

## Schalten Sie Ihren Kopf aus!

Auf die Frage, warum das alles nicht bei jedem einfach ist, kann ich nur mit einer Gegenfrage antworten: „Wie kommt es, dass manche Frauen schwanger werden, wenn sie es am wenigsten erwarten? Warum werden manche Frauen mit dem ersten Kind sofort nach Absetzen der Pille schwanger und haben dann beim zweiten Kind Schwierigkeiten oder umgekehrt? Wie kommt es, dass der Sex manchmal mit einem Mann, den wir nicht lieben, besser funktioniert als mit demjenigen, mit dem wir ein gemeinsames Leben aufbauen wollen? Warum hat es einmal geklappt und funktioniert jetzt nicht mehr? Warum haben Sie vielleicht einmal zufällig die Ekstase erlebt, zum Beispiel im Urlaub mit einem Unbekannten, und danach nie mehr?"

Das alles ist so, weil Sie ein Gehirn haben, das wiederum – je nachdem, wie Ihr Über-Ich funktioniert, je nachdem, welche Erziehung Sie hatten, je nachdem, aus welchem Kulturkreis Sie stammen und welches Temperament Sie haben – von einem mehr oder weniger strengen oder toleranten „Richter" kontrolliert wird. Und weil auch Sie unbewusste Wünsche und Sehnsüchte haben, die genau das Gegenteil dessen sein können, was Sie sich vorstellen oder erträumen. Manchmal würde Ihr Körper schon gern wollen, aber Ihr Kopf will nicht, und umgekehrt.

Wenn Sie diese ungeliebten Vorstellungen akzeptieren und integrieren, werden Sie Ihre Fehler, Ihre Unzulänglichkeiten leichter nehmen. Sie werden sie mit besserer Laune und mit Humor hinnehmen. Erst dann werden sie weniger wichtig und sind Ihnen sehr viel weniger peinlich. Und das Leben beginnt, sich von seiner heiteren Seite zu zeigen. Sex an sich ist schon kompliziert genug, machen Sie es sich nicht noch schwerer. Wenn Sie sich auf die sexuelle Liebe einlassen, konzentrieren Sie sich auf Ihre Empfindungen, auf die Liebkosungen und nicht auf all das, was Sie vielleicht am nächsten Tag machen müssen (Kurse, mit den Kindern zum Arzt gehen, der Kleinen bei den Hausaufgaben helfen usw.).

Früher war es schwierig, überhaupt Sex zu haben (es gab keine Empfängnisverhütung, man wurde verheiratet usw.). Damals war Sex wie alles, was man nicht immer bekommen kann, etwas Wertvolles, ein Fest an sich. Heutzutage kann man jeden Tag Sex haben, und das schon in sehr jungen Jahren (wenn man nicht als zurückgebliebene Idiotin dastehen will). Es ist so normal, so gewöhnlich geworden und damit geht natürlich häufig auch Enttäuschung einher.

***Seien Sie kreativ! Sie können modern sein und trotzdem ein langes Vorspiel haben.***

Sie leben mit Ihrem Partner zusammen? Dann schaffen Sie sich gemeinsam einzigartige Augenblicke, in denen Sie beide Ihr Liebesleben voll und ganz genießen können. Tun Sie das oft und verändern Sie immer wieder etwas; seien Sie kreativ beim Vorspiel ... und verbannen Sie den Fernsehapparat aus dem Schlafzimmer!

Ja, ich weiß, Ihr Partner braucht diese zärtlichen Liebesspiele nicht unbedingt. Er ist „allzeit bereit", er kann fast immer. Aber Sie eben nicht. Erklären Sie ihm, dass das bei Ihnen anders ist als bei ihm, anstatt sich ständig unter einem Vorwand (Migräne, Menstruation oder Ähnliches) zu verweigern.

Versuchen Sie es. Nur Mut, meine Damen! Das schaffen Sie, auch ohne seine Männlichkeit anzukratzen. Sagen Sie ihm, wie wunderbar, wie toll und stark er ist, und sagen Sie ihm auch, wie wundervoll sanft und aufmerksam, wie geduldig er sein kann und wie sehr Sie das genießen. Haben Sie keine Angst davor, infrage gestellt zu werden, wenn Sie möchten, dass sich etwas ändert, und vor allem, dass sich etwas verbessert.

## Und wie steht es mit Ihrer Kommunikation?

Viele Frauen, die in meine Sprechstunde kommen, sagen: „Aber wissen Sie, wir sprechen ja viel miteinander darüber." Gut, aber *worüber* genau sprechen Sie denn miteinander? Sie sagen: „Ich habe nicht die gleichen Bedürfnisse, das sage ich ihm auch, aber er hat einfach häufiger Lust auf Sex." Und unterschwellig heißt das in etwa: „Ich bin es, die nicht normal ist, Frau Doktor. Haben Sie nicht einen Zaubertrank, den Sie mir geben können, damit ich mich in eine vor Lust und Verlangen strotzende Orgasmusbombe verwandle?" Tut mir leid, aber einen solchen Zaubertrank gibt es nicht. Oder anders gesagt: Es gibt ihn schon, aber das Rezept lautet folgendermaßen: Sprechen Sie mit Ihrem Partner darüber, was bei Ihnen beiden unterschiedlich ist, lassen Sie ihn teilhaben an Ihren Bedürfnissen, damit Sie selbst sie akzeptieren können und damit er sie akzeptieren kann.

## Haben Sie Angst, dass er zu einer anderen geht?

Wenn Sie sich lieben, wenn Ihre Beziehung auf echter Kommunikation beruht, wenn Sie Ihre Grenzen, Ihre Fähigkeiten und Wünsche wirklich miteinander teilen, dann wird sich etwas verändern … vielleicht zunächst einmal kaum wahrnehmbar. Versuchen Sie es! Sie werden überrascht sein, wie viel Geduld er haben und wie einfallsreich er sein kann, um es Ihnen recht zu machen, um Ihnen zu gefallen und um sich selbst zu übertreffen.

***Teilen Sie ihm mit, welche Bedürfnisse Sie haben. Sagen Sie ihm, wie er Sie verführen kann.***

Sie werden sich über seine Verführungskünste wundern, meine Damen, wenn es Ihnen gelingt, ihm zu erklären, wie das bei Ihnen funktioniert. Männer sind keine Hellseher. Erklären Sie Ihrem Liebsten, was er machen soll, um Sie anzutörnen und zu verführen, anstatt sich zu beschweren, dass Sie weniger oft das Bedürfnis nach Sex haben. Sie werden sehen: Die Müdigkeit unter der Bettdecke wird danach ganz schnell verschwinden.

Macht es Sie ungeduldig und nervös, wenn Sie zu lange auf Ihren Gipfel der Ekstase, auf Ihr Feuerwerk der Gefühle warten müssen? Im besten Fall haben Sie schon manchmal einen kleinen Vorgeschmack darauf erfahren, im schlimmsten Fall haben Sie ihn noch nie erlebt. Und so haben Sie dann irgendwann keine Lust mehr, Ihrem Höhepunkt nachzulaufen, oder Sie täuschen ihn vor … wie auch immer: So berauben Sie sich dieser tollen Erfahrung.

Interessiert es Sie, wofür dieses Feuerwerk steht? Es steht dafür, dass Sie sich ganz und gar „ergeben", dass Sie loslassen; Ihr ganzes Wesen gibt auf, Sie geben jede Abwehr auf. Lassen Sie uns Ihr Geschlechtsorgan als Festung betrachten, die von einem Ritter eingenommen wird. Sie sollten nun den ersten Schritt tun: Lassen Sie die Zugbrücke herunter. Das kostet Sie nicht allzu viel, insbesondere wenn Ihr Held, beladen mit Geschenken und Geschmeide, zu Ihnen kommen will. Und wenn er Ihnen dann all diese Geschenke zu Füßen gelegt hat, müssen Sie noch lange nicht sofort kapitulieren und ihm Ihre Burg überlassen, sich selbst aus dem Staub machen und ihm den Schlüssel in die Hand drücken. Sie wohnen hier, das ist Ihr Zuhause. Und was ist, wenn Sie nicht mehr in Ihr Zuhause zurückkehren können, wenn Sie möglicherweise alles verlieren? Da ziehen Sie es lieber vor, weiter Widerstand zu leisten.

Für viele Frauen ist es unmöglich, sich ganz hinzugeben, sich wirklich zu „ergeben". Doch ich glaube, dass das nicht immer so bleiben muss, wenn sie es sich bewusst machen und sich vorstellen, wie sie all das Schöne mit ihrem Partner gemeinsam genießen können. Dann kann es am Ende auch umgesetzt werden. Und wie können sie es umsetzen? Also: Zuerst müssen sie begreifen, was da eigentlich geschieht, und dann müssen sie es verdauen.

## *Was ist das, der Orgasmus?*

Der Orgasmus ist ein Erdbeben, eine große Welle, die alles wegspült, sogar das Bewusstsein. Man nennt ihn auch den „kleinen Tod", weil wir für einen kurzen Augenblick das Bewusstsein verlieren. Tja, es hat schon seinen Grund, warum wir so sehr auf der Hut sind. Wir haben Angst: Was ist denn, wenn wir nun nicht wieder zu uns kommen, uns verlieren oder unsere Grenzen nicht mehr finden?

Wenn ein Mann einen Orgasmus erlebt, wenn er die Kontrolle verliert, ist er meist mit seinem Penis in der Frau, in ihrer weichen Höhle. Sein Samen wird zerstreut, aber das geschieht in einem begrenzten Raum. Wenn er seinen Verstand verliert, dann sind Sie es, Ihre Vagina, Ihre warme Höhle, die es ihm erlaubt, seine Grenze zu überschreiten, ohne Angst davor zu haben, dass er sich im leeren Raum verliert. Er ist der Eroberer, was macht es da schon, wenn er Grenzen durchbricht? Aber für die Frauen ist es anders: Sie haben diese Höhle in sich und sind sich nicht bewusst, bis wohin sie reicht? Wo sind ihre Grenzen? Und wenn sie Grenzen hat, sind sie auch zuverlässig?

Wenn man sich als Frau fallen lässt, kann man sich dabei nicht verlieren? Und wenn ja, wie tief fällt man da? Wir Frauen haben häufig einfach Angst und wir sind deshalb vorsichtig, bleiben wachsam, auf der Hut. Man weiß ja nie, ob man, wenn man das Bewusstsein verliert, vielleicht auch alles andere verliert. Es ist nicht leicht, zuzulassen, dass jemand in das eigene Revier eindringt, und dabei die Kontrolle aufzugeben. Man möchte immer irgendwie Widerstand leisten, um sich wenigstens den Anschein zu geben, dass man Haltung bewahrt. Man möchte zeigen, dass es sich nicht einfach um eine „leere Höhle" oder ein Vakuum handelt. Offen: ja; zugänglich: auch noch; dass jemand Besitz von einem ergreift: gerade noch so … aber trotzdem ist es gut, weiterhin „auf der Hut" zu sein. Wir bleiben bei Bewusstsein, überlassen unserem stolzen Ritter nicht einfach das Feld, wir „ergeben" uns nicht.

Doch genau das ist der Gipfel der Ekstase, den alle Frauen erreichen wollen: das absolute „Sich-Ergeben". Das ist auch meistens möglich. Auf die Eroberung Ihres Intimbereichs folgt die Kapitulation: Sie ergeben sich, geben sich ihm vollkommen hin … überlassen ihm das Feld. Das ist nicht leicht, das geht nicht so einfach, Sie können es nicht „machen", auch wenn Sie ihn lieben und anbeten und ihm dieses Geschenk allzu gern machen wollen.

Aber lassen Sie den Höhepunkt nicht zu einer Zwangsvorstellung werden. Je weniger Sie das Ganze dramatisieren, je weniger Sie es mit allen Mitteln bei jedem sexuellen Kontakt erreichen wollen, je weniger Beachtung Sie dem Thema „Orgasmus" schenken, desto größer ist die Chance, dass Sie sich eines Tages vollkommen gehen lassen und ganz zerfließen können.

**Tipp**

Leisten Sie nicht länger Widerstand, geben Sie sich Ihren Gefühlen und Empfindungen stattdessen ganz hin, lassen Sie sich von seinen zärtlichen Berührungen mitreißen, von Ihren Empfindungen ergreifen. Stellen Sie sich die Konturen Ihrer Vagina vor, die Sie jetzt gut kennen, lauschen Sie Ihren Vibrationen. Das wird Ihrem Bewusstsein helfen, sich treiben zu lassen und schließlich ganz loszulassen.

Das wird natürlich nicht an einem Tag klappen, aber, glauben Sie mir, meine Damen, die Mühe lohnt sich. Eines Tages werden Sie es wagen, ganz aus sich herauszugehen und den Orgasmus einfach kommen zu lassen. Dann werden Sie vor Freude überfließen und nicht mehr aufhören können zu lachen.

# 7

# Vagina und Vulva auf den sexuellen Genuss vorbereiten
## 11 goldene Regeln

Damit Sie Sex wirklich genießen können und Lust erleben, ist es natürlich wichtig, dass Haut und Gewebe Ihres Geschlechtsorgans gesund sind. Sowohl Ihre Vulva als auch Ihre Vagina sind mit Schleimhaut ausgekleidet, die sehr zart ist und in der viele Blutgefäße liegen. Sie ist genauso aufgebaut wie die Schleimhaut in Ihrem Mund: die Schleimhaut auf der Innenseite Ihrer Wangen und auf Ihrem Zahnfleisch. Stellen Sie sich vor, Sie hätten aufgesprungene Lippen, weil es draußen kalt ist, oder Sie hätten sich den Mund verbrannt, weil Sie einen zu heißen Kaffee getrunken haben. Sie wissen aus Erfahrung, dass diese Verletzungen beim Kauen wehtun. Dasselbe gilt für die Schleimhaut in Ihrer Scheide und Ihrer Vulva. Man muss sie gut pflegen. Sie darf nicht entzündet sein, sondern sollte schön rosa und feucht sein. Bei den sexuellen Berührungen und bei der Penetration sind diese Schleimhäute Reibung ausgesetzt. Diese Reibung soll ein angenehmes Gefühl erzeugen und deshalb ist es nötig, dass die Schleimhäute gesund und unverletzt sind.

Leider können diese Schleimhäute und Gewebe, weil sie sich zwischen den Schenkeln befinden, austrocknen, Risse bekommen, sich röten und dann tun sie Ihnen beim Geschlechtsverkehr weh.

## 1. Achtung bei der Intimpflege!

Viele Frauen waschen sich im Intimbereich zu oft – nach jedem Urinieren, vor und nach jedem Geschlechtsverkehr – mit Spezialseifen und manche spülen sogar die Scheide aus. Für die Vagina ist das nicht gut, sie trocknet dadurch aus und die natürlichen Abwehrkräfte, durch die sie gesund und sauber bleibt, werden geschwächt, die Scheidenflora gerät aus dem Gleichgewicht.

Es reicht aus, wenn Sie sich einmal am Tag äußerlich waschen. Und dazu sollte man auch keine spezielle Intimpflegelotion oder -seife verwenden. Die Seife sollte einfach möglichst sanft und pH-neutral sein.

Man braucht auch keine feuchten Pflegetücher. Sie sind nur ein Auswuchs unserer Konsumgesellschaft und unserer verkorksten Erziehung, die uns beibringt, unsere Vagina sei etwas Schmutziges.

Wenn wir zu reinlich sind, zerstören wir das natürliche Selbstreinigungssystem unserer Vagina. Das Ergebnis: schlechter Geruch (nach verdorbenem Fisch), der auf ein Ungleichgewicht der vaginalen Bakterienflora hinweist. Die wichtigste Aufgabe ist also, das Gleichgewicht dieser Bakterienflora aufrechtzuerhalten.

## 2. Finger weg von Slipeinlagen (wenn Sie nicht gerade Ihre Regel haben)!

Slipeinlagen sind weniger weich als die Baumwolle Ihres Höschens und sie halten mögliche „schlechte“ Gerüche nicht zurück. Im Gegenteil: Sie begünstigen das Schwitzen zwischen den Beinen und schaffen so den idealen Nährboden für Bakterien.

Beim Gehen reibt die Slipeinlage an der Vulva und führt zu Rötungen: Die Schamlippen entzünden sich und trocknen aus. Auch an den Rändern der Vulva und im Bereich des Damms können durch Slipeinlagen wunde Stellen und Risse entstehen. Kein Wunder also, wenn Sie dann bei der Penetration Schmerzen haben.

Dasselbe gilt für String-Tangas. Stellen Sie sich ein Seil vor, das an den Rändern Ihrer Schamlippen reibt … Das lässt die Haut reißen, schmerzt und führt zu Juckreiz.

### 3. Und bei der Kleidung: Verzichten Sie auf hautenge Jeans und andere Kleidung, die zwischen Schamlippen einschneidet …

… denn das ist eine Tortur für Ihre Vagina!

*In diesem Zusammenhang fällt mir die 19-jährige Sylvie ein, die am Anfang ihres Sexuallebens steht. Sie kommt oft zu mir in die Praxis, denn seit sie Sex hat (nicht allzu häufig), spürt sie immer ein starkes Brennen in der Scheide und beim Wasserlassen. Als sie das letztes Mal bei mir war, sagte sie: „Meine Harnröhre muss irgendwie missgebildet sein, weil es, seit ich Sex habe, beim Pinkeln immer so schrecklich brennt." Doch ich kann keine anatomische Anomalie feststellen und sie hat auch keine Blasenentzündung, wie durch die zytobakteriologische Untersuchung bestätigt wird. Aber sie trägt eine superenge Kompressionsstrumpfhose Größe 4 (Slim), die sie nur unter allergrößter Mühe zur Untersuchung ausziehen kann.*

Meine Damen, hören Sie bitte auf, Ihr Geschlechtsorgan zu misshandeln!

### 4. Behandeln Sie sich nicht einfach selbst mit Vaginalzäpfchen oder Ähnlichem

Aufgrund der anatomischen Besonderheit Ihrer Vagina kann es sehr leicht zu Reizungen kommen, wenn es zu heiß ist oder wenn Sie im Sommer häufig schwimmen gegangen sind. Ein zu feuchtes Milieu kann zu Entzündungen an Ihren Schamlippen oder Ihrer Harnröhrenöffnung führen und das spüren Sie dann, wenn etwas auch nur ein wenig reibt (und beim Sex kommt es nun mal zu Reibung).

Sie glauben nun vielleicht, dass Sie eine „Pilzinfektion" haben, und befürchten, Ihren Partner damit anzustecken (das kann allerdings gar nicht passieren, denn es handelt sich nicht um eine sexuell übertragbare Krankheit), oder Sie nehmen an, dass Sie eine Blasenentzündung haben, die „er Ihnen wahrscheinlich angehängt hat" (auch das geht nicht, denn es ist keine ansteckende Krankheit). Und dann setzen Sie Vaginalzäpfchen oder Salben ein, Sie waschen und spülen. Und vor allem machen Sie sich Sorgen. Ihre armen brennenden, wunden, rissigen Schleimhäute!

Tun Sie das nicht. Behandeln Sie sich nicht einfach selbst. Benutzen Sie in diesem Fall lieber eine feuchtigkeitsspendende Creme. In 90 Prozent der Fälle wird die Entzündung zurückgehen. Und was Ihre Ängste und Sorgen betrifft: Gehen Sie lieber zum Arzt, bevor Sie sich selbst behandeln.

Sich ein Vaginalzäpfchen gegen Pilzerkrankungen in die Scheide zu schieben, bevor man ins Schwimmbad oder ins Meer zum Baden geht, ist genau so unnütz, wie in diesem Fall einen Tampon zu benutzen.

## 5. Behandeln Sie die (echten) Pilzinfektionen richtig

Ich möchte hier einmal ein paar ganz offene Worte über Pilzinfektionen (auch Scheidenpilz, *Candida* oder *Vaginalmykosen* genannt) loswerden, damit das in Zukunft kein Problem mehr für Ihre Sexualität darstellt:

Zunächst einmal muss gesagt werden, dass es sich bei Pilzinfektionen nicht um sexuell übertragbare Krankheiten handelt, sondern um die banalste Sache der Welt, aber auch um eine, die bei Frauen am häufigsten auftritt, weil sie sie häufig durch ihr eigenes Fehlverhalten daran hindern abzuheilen. Scheidenpilz ist eine Erkrankung, die vom Milieu in der Vagina abhängt. Ist das Milieu „günstig" (entsprechende Feuchtigkeit und geringerer pH-Wert als normal), können sich die Pilzsporen hervorragend vermehren.

Haben sich die Sporen erst einmal in der Schleimhaut Ihrer Scheidenwand angesiedelt, entzündet sich die Schleimhaut, was zu Wundsein und Juckreiz führt sowie zu dickflüssigem joghurtähnlichem Ausfluss. Ihr Partner riskiert nichts, wenn Sie jetzt mit ihm schlafen, schlimmstenfalls eine Kontaktreizung.

Eine aus dem Gleichgewicht geratene Darmflora und Veränderungen des Scheidenmilieus, das ebenfalls aus dem Gleichgewicht gerät und dann eine Pilzinfektion begünstigt, ist häufig die Folge einer Antibiotikabehandlung (Antibiotika werden aus den verschiedensten Gründen eingenommen). Die Flora kann leicht mit Scheidenzäpfchen behandelt werden. Aber auch in diesem Fall sollte nichts übertrieben werden. Wenn es in Ihrer Vagina nach dem ersten Zäpfchen immer noch brennt, darf man nicht einfach weitere nachschieben. Das ist eine ganz normale Reaktion. Die Sporen wurden abgetötet, aber die Entzündung ist immer noch da, weil sie länger braucht, um abzuklingen. Haben Sie Geduld! Denn wenn Sie einfach mehr Zäpfchen nachschieben, „verbrennen" diese Ihre Schleimhaut praktisch und es dauert sehr lange, bis sie sich dann wieder erholt. Und es kann dazu führen, dass der Scheidenpilz chronisch wird. Nur um die Krankheit so schnell wie möglich loszuwerden, lassen Sie ein kleines Problem zu einem langen Leidensweg werden.

## 6. Ein ausgeglichener Hormonhaushalt ist die Grundvoraussetzung für die gute Gesundheit des Gewebe der Geschlechtsorgane

Das betrifft die Schamlippen, die Scheidenöffnung und die Scheide selbst. Bei der Hormonumstellung in der Pubertät beginnen diese Gewebe, sich mit „Tau" zu benetzen und zu reifen.

Viele Frauen mögen ihre Körperflüssigkeiten nicht sehr und sie haben Angst vor einer Infektion. Doch diese durchsichtige Flüssigkeit, die nichts anderes ist als beispielsweise Ihr Speichel, ist ein

Zeichen dafür, dass Sie eine Frau sind. Sie macht den Geschlechtsverkehr durch ihre Gleitwirkung *(Lubrikation)* überhaupt erst möglich. Die Sekretionen können in Menge und Farbe unterschiedlich sein, je nachdem, wo Sie gerade in Ihrem Zyklus stehen und ob Sie die Pille nehmen oder zum Beispiel eine Spirale eingesetzt haben. Aber solange die Flüssigkeiten keine Reizungen auslösen, sind sie ganz normal.

Je mehr Sie das Gleichgewicht Ihres Scheidenmilieus respektieren, desto weniger Unannehmlichkeiten werden Sie haben und desto angenehmer wird der Sex sein.

**Tipp**

Behandeln Sie das Gewebe Ihrer Vagina genauso wie Ihr Gesicht oder Ihren Hals, das heißt:

- vom 18. bis zum 40. Lebensjahr braucht es Feuchtigkeit;
- vom 40. bis zum 100. Lebensjahr braucht es Feuchtigkeit und nährende Substanzen, die das Gewebe straffen und ihm mehr Volumen geben.

## 7. Nach einer natürlichen Geburt

Wenn Sie gerade ein Baby zur Welt gebracht haben, ist Ihre Scheide ein bisschen gerötet und Ihre Dammschnittnarbe kann ziehen. Das wird vorübergehen. Um die Wundheilung zu fördern, können Sie Cremes benutzen, die nähren und das Gewebe weich machen.

## 8. In der Menopause

In den Wechseljahren werden die hormonell bedingten Ausscheidungen weniger und die Scheide wird trockener, falls Sie jetzt keine Hormone einnehmen. (Nehmen Sie bloß keine Hormone, nur um zu verhindern, dass Ihre Scheide trockener wird!) Sie können Ihre

Scheide weiterhin mit Cremes, Gels oder Zäpfchen feucht und gleitfähig halten. Achten Sie dabei nur darauf, dass Sie nicht einfach irgendein Gleitmittel verwenden, es sollte auch feuchtigkeitsspendend sein, um die Zellen, die an der Oberfläche der Schleimhaut Ihrer Scheide liegen, zu stärken, damit sie ihre Sensibilität behalten. Solche Produkte können Hormone enthalten oder auch nicht. Produkte auf Hyaluronsäure-Basis haben den Vorteil, dass sie Feuchtigkeit spenden, die Wundheilung fördern und die Scheidenwände ein wenig straffen, was der Sensibilität Ihrer Vagina guttut. Sie können auch Oligoelemente einnehmen, die dank ihrer Zusammensetzung reich an Omega-3- und Omega-6-Fettsäuren und daher bestens geeignet sind, um der Trockenheit der Vaginalschleimhäute entgegenzuwirken. Und Sie können Kuren mit probiotischen Mitteln machen, die sowohl die Darm- als auch die Scheidenflora ausgleichen und fördern.

## 9. Wenn Sie unter häufigem Brennen leiden …

Wenn Ihre Scheide und Ihre Vulva nach dem Sex häufig brennen und sie kleine Risse haben und Ihre Blase schmerzt, deutet das darauf hin, dass Ihr Gewebe zu trocken ist. Das natürliche Gleichgewicht der Scheidenflora muss wiederhergestellt werden. Versorgen Sie Ihr Gewebe mit Feuchtigkeit und nährenden Substanzen (durch Cremes, Gels usw.).

Aber aufgepasst: Dieses Brennen kann ein Symptom für ein gravierenderes Problem sein (vielleicht eine seelische Verletzung Ihres Intimbereichs, der Sie sich vielleicht selbst nicht bewusst sind). Wenn es Ihrem Arzt nicht gelingt, Ihnen Linderung zu verschaffen, haben Sie ja auch noch die Möglichkeit, einen Psychotherapeuten aufzusuchen. Denn erst wenn es Ihnen gelungen ist, Ihr verstecktes Trauma zu erkennen, wird eine Heilung möglich sein (die seelische Heilung zieht dann die körperliche Heilung nach sich).

## 10. Viele Frauen haben Schwierigkeiten mit der Koordination und der Kontraktion Ihrer Beckenbodenmuskeln

Der Beckenboden besteht aus einem komplexen Muskelgeflecht hinter der Vaginalöffnung, das den After wie ein Schraubstock umschließt. Zentrum des Beckenbodens ist der Damm, der zwischen der Scheide und dem After liegt und der mehr oder weniger lang sein kann. Er besteht aus verschiedenen Muskelschichten, die von einer Hautschicht bedeckt sind.

Bei der Geburt eines Kindes wird – um die Scheidenöffnung zu vergrößern, damit das Baby besser aus dem Geburtskanal hinausgleiten kann – häufig ein Dammschnitt vorgenommen. Der Zustand des Damms und des Beckenbodens insgesamt ist für den sexuellen Genuss auf zwei Ebenen wichtig – sowohl was die Haut als auch was den Muskel anbelangt.

**Was die Haut betrifft,** gilt die Regel: Je länger der Damm ist, desto elastischer und beweglicher ist er und desto besser gibt er bei der Penetration nach. Ist der Damm kurz, dann ist er sensibler, das heißt, er wird beim Sex leichter wund. In diesem Fall können Sie sich mit Produkten (Cremes, Gels usw.) helfen, die Feuchtigkeit spenden und das Gewebe weich machen.

**Was die Muskeln betrifft,** gilt die Regel: Je fester und kräftiger die Muskeln sind, desto besser können Sie Ihre Vaginalöffnung zusammenziehen und die Penetration spüren. Deshalb wird nach einer Geburt immer empfohlen, Rückbildungsgymnastik zu machen und durch gezieltes Beckenbodentraining zu lernen, wie man die Muskeln zusammenzieht.

Wenn ich bei gynäkologischen Untersuchungen die Beckenbodenmuskulatur teste, spannen viele Frauen ihre Bauch- oder ihre Gesäßmuskeln an. Das ist ein Koordinationsfehler, der sich jedoch mit ein bisschen Training und ein paar Übungen (Beckenbodentraining mit Biofeedback-Geräten) beheben lässt.

**Tipp**

Lernen Sie, beim Urinieren den Strahl zu kontrollieren, das heißt, unterbrechen Sie den Strahl. Auf diese Weise werden Sie sich Ihrer Beckenbodenmuskulatur bewusster.

## 11. Und noch ein paar Worte zur Schambehaarung …

In der Pubertät beginnen die Schamhaare zu wachsen und zeigen, dass Sie jetzt zur Frau werden.

In meiner Praxis beobachte ich zweierlei:

Es gibt Frauen, die ihre Schamhaare ganz natürlich wachsen lassen. Das ist vor allem bei den über fünfzigjährigen Patientinnen (meine Generation) der Fall. Hierzu möchte ich bemerken, dass ein Büschel langer Schamhaare an den Schamlippen auch ein „Mikrobennest“ sein kann, das dann Reizungen hervorruft. Und es gibt Frauen, die ihre Schamhaare ganz oder teilweise abrasieren, was heute besonders bei jungen Frauen äußerst angesagt ist. Die Schamhaare abzurasieren kann verschiedene Probleme mit sich bringen: Abszesse, Furunkel, unschöne Rötungen. Denn beim Abrasieren wird häufig auch die Haut verletzt. Diese kleinen Löcher in der Haut füllen sich mit Bakterien, die zu Talgdrüsenabszessen führen können, die Narben hinterlassen.

**Tipps**

Ideal ist es, wenn Sie Ihre Schamhaare so pflegen wie ein Gärtner seinen Rasen im Park. Schneiden Sie sich regelmäßig mit einer Schere die Schamhaare kurz.

Die „Bikinizone“ unter guten aseptischen Bedingungen mit Wachs oder mit einer Enthaarungscreme zu enthaaren kann eine gute Lösung sein.

Diese kleinen Tipps werden Ihnen helfen, gut für Ihre Scheide zu sorgen und sie bei bester Gesundheit zu halten. Sie werden weniger unter den verschiedenen „Wehwehchen" leiden, die Ihnen die Lust am Sex verderben.

# 8

# Sich selbst umorientieren und den Partner umlernen lassen

Viele Frauen sagen: „Ich kann nur durch Masturbieren zum Orgasmus kommen, wenn ich es ganz allein mache“ oder „Mein Problem ist, das ich nur klitoral zum Orgasmus komme“ oder „Ich kann nur mit einem Vibrator kommen“ oder „Ich hätte gern einen Orgasmus, wenn er in mir drin ist, und am liebsten zusammen mit ihm“.

Diese Frauen haben sich bei der Entwicklung ihrer motorischen Orgasmusreaktion schlechte Gewohnheiten zugelegt. Sie sind an die Reaktion der klitoralen Erregung gewöhnt, die sehr deutlich spürbar und sehr stark ist. Es ist eine gewaltige Explosion, die jedoch häufig nur sehr kurz anhält und örtlich begrenzt ist, und deshalb etwas frustrierend ist für alle Frauen, die sich eine umfassendere, erfüllendere sexuelle Erfahrung wünschen.

Wenn Sie versucht haben, sich allein auf eine einzige Art und Weise Lust zu bereiten, haben Sie eine stereotype Orgasmusreaktion erzeugt und kommen deshalb nur so. Viele Frauen bekommen nur einen Orgasmus, wenn sie ihre Klitoris durch Druck stimulieren, indem sie ihre Beine zusammendrücken oder indem sie mit einem Kissen gegen den Unterbauch drücken. So etwas in der Pubertät zu tun, wenn man die ersten Erregungen erlebt, dagegen ist nichts einzuwenden, aber es macht Ihnen einen Strich durch die Rechnung, wenn Sie beim Sex mit dem anderen Geschlecht einen Orgasmus haben wollen.

Doch auch das ist kein Grund zur Panik! Manche Männer sind ebenfalls an eine bestimmte Art gewöhnt, zum Orgasmus zu kommen. Und außerdem gibt es viele Frauen, die sich nach einem schnellen klitoralen Orgasmus während des restlichen Geschlechtsverkehrs langweilen. Sie haben keine Lust mehr, empfinden keinen Genuss mehr, weil ihre Scheide wenig sensibel ist und sie nicht viel über ihren G-Punkt wissen.

Die Lösung ist die folgende: Orientieren Sie sich neu, lernen Sie sich um. Sie können Ihre Empfindungsfähigkeit entwickeln. Und das ist jederzeit, für alle und in jedem Alter möglich.

## 1. Phase: Orientieren Sie sich zuerst selbst neu

Verwenden Sie dabei keine Hilfsmittel und tun Sie es ohne die Absicht, einen Orgasmus auszulösen. Setzen Sie alles um, was ich im 1. Kapitel, „Sich selbst gut kennenlernen“, Seite 13 ff., beschrieben habe. Erforschen Sie Ihren Körper, lernen Sie sich selbst kennen, damit Sie die Empfindungen später wiedererkennen können.

Lassen Sie sich dabei Zeit, ziehen Sie sich zurück und erkunden Sie sich genau, jede Einzelheit Ihres Geschlechtsorgans. Bleiben Sie neugierig, sehen Sie sich Ihre Geschlechtsorgane genau an, berühren Sie sie und gehen Sie auf Entdeckungsreise in Ihrer Vagina. Nur so wird es Ihnen gelingen, ihre Reaktionen – wie die Bewegungen der Brandung in der Südsee – zu spüren. Nehmen Sie wahr, wie die Oberfläche Ihrer Vagina beschaffen ist, fühlen Sie ihre Oberfläche, ertasten Sie die Vertiefungen und die Mulden, ertasten Sie die Beschaffenheit des Gewebes und seine Elastizität. Gewöhnen Sie sich an die Feuchtigkeit und die Wärme in Ihrer Vagina. Machen Sie sich ein detailliertes Bild. Stellen Sie sich eine Landschaft vor. Lassen Sie Ihrer Fantasie freien Lauf auf dieser Entdeckungsreise und prägen Sie sich diese neuen, anderen und sehr unterschiedlichen Empfindungen zusammen mit den Bildern ein, die Sie vor Ihrem geistigen Auge entstehen lassen.

## 2. Phase: Erforschen Sie sich selbst sinnlich

Wenn Sie das Gefühl haben, dass Sie bereit sind, dass sich Ihre Vagina in allen Einzelheiten Ihrem Gehirn eingeprägt hat, können Sie zum nächsten Schritt übergehen, zur sinnlichen Erforschung.

Lassen Sie sich auch dazu viel Zeit; Sie haben es nicht eilig. Und: Lassen Sie sich nicht entmutigen. Üben Sie sich im Spüren. Gehen Sie wie eine Blinde daran. Berühren Sie sich, streicheln Sie sich ganz sanft, liebkosen Sie sich und nehmen Sie die verschiedenen Empfindungen wahr, die Ihre Berührungen bei Ihnen hervorrufen. Am Anfang werden Sie vielleicht keine großen Unterschiede empfinden, während Sie Ihre Schamlippen, Ihre Scheidenöffnung und Ihre Scheide mit den Fingern berühren. Aber mit der Zeit können Sie dann ein Vibrieren, ein Zucken, ein Beben wahrnehmen und nach und nach wird alles in diesem neuen Licht ganz klar, denn Sie haben Ihre Sensibilität entwickelt.

Das sollte Sie jedoch – unter dem Vorwand, dass Sie sich gerade umgewöhnen – nicht daran hindern, weiterhin Sex mit Ihrem Liebsten zu haben. Das eine schließt das andere ja nicht aus. Aber richten Sie sich – vor allem in dieser Phase der Umorientierung – **nicht unbedingt darauf aus, einen Orgasmus zu bekommen und klitorale Lust zu erleben.** Umgehen Sie es. Auf diese Weise können Sie Ihre innere sexuelle Empfindungsfähigkeit entwickeln.

## 3. Phase: Ihre Vagina ist keine Unbekannte mehr für Sie

Weil Sie es wollten, haben Sie sich umerzogen und sind jetzt mit Ihrer Vagina vertraut. Sie können sich nun vorstellen, wie sich öffnet, wie sie feucht wird und wie sie sich wie mit kleinen Saugnäpfchen, die sich bei Erregung aufstellen, an den Penis heftet, ihn umschließt, ohne ihn wieder loslassen zu wollen. Sie spüren, wie Ihre Scheide erbebt. Sie spüren, wie Ihr durch die richtigen Berührungen erregtes kleines „Kätzchen“ (G-Punkt oder weibliche Prostata) schnurrt und sich vor Genuss reckt und streckt.

## 4. Phase: Jetzt ist Ihr Partner dran!

Jetzt, da Sie sich Ihrer Sensibilität und Ihrer Reaktionen bewusst und von Ihren tiefen und lang anhaltenden Empfindungen erfüllt sind, können Sie damit beginnen, Ihren Partner umzuschulen, wenn das Ihrer Meinung nach nötig ist.

Sie sind jetzt eine weise Frau, eine Expertin, was Ihre eigenen erogenen Zonen betrifft. Erklären Sie Ihrem Partner den Reichtum Ihrer Vagina und ihre Komplexität. Bitten Sie ihn, sich zuerst um Ihren G-Punkt und Ihre Scheide zu kümmern, die zu einem echten „Lustschwämmchen“ geworden ist, bevor er sich auf das stürzt, was er schon kennt: Ihre Klitoris.

Erklären Sie ihm, dass bei ihm alles einfacher, schneller und automatischer funktioniert und er sich dabei nicht ganz, also mit seiner ganzen Persönlichkeit, einbringen muss (sondern eben nur seinen Penis). Sagen Sie ihm, dass das bei Ihnen anders ist. Das Vorspiel darf gern länger dauern, die Berührungen mögen Sie sanft lieber, sie dürfen nicht zu stark sein (viel Kraft bewirkt hier nicht viel). Erklären Sie ihm, dass Ihr Geschlechtsorgan verschiedene erogene Zonen hat, die unterschiedlich sensibel sind. Lassen Sie ihn wissen, dass Sie sich beim Sex mit Ihrer Persönlichkeit, mit Ihrem ganzen Wesen hingeben.

Wenn Sie dieses Buch einmal allein für sich gelesen haben, lesen Sie es ein zweites Mal, jetzt gemeinsam mit Ihrem Liebsten. Gehen Sie zusammen auf Entdeckungsreise. Sie werden sehen, das wird toll und Sie beide können gemeinsam in noch lustvollere Höhen aufsteigen. Seien Sie auch hier geduldig, besonders wenn Sie viel gemeinsam aufzuholen haben, denn diese Einweihung braucht ihre Zeit und viel Geduld, und lieb gewonnene alte sexuelle Gewohnheiten gibt man auch nicht von heute auf morgen auf. Das ist so ähnlich, als ob Sie immer Fast Food gegessen hätten und jetzt Ihren Geschmackssinn umorientieren wollten. Nehmen Sie sich Zeit, um neue Geschmacksnuancen und Genüsse zu entdecken, um die verschiedenen Gewürze herauszuschmecken und zu erraten: Probieren Sie, kosten Sie Genuss in allen seinen Schattierungen aus.

Und vergessen Sie auf keinen Fall, ihm zu erklären, dass sein Genuss durch die Hin- und Herbewegung seines Penis, durch die Reibung in der Vagina, gegen die Wände Ihrer heißen und feuchten Scheide erzeugt wird, während Ihr vaginales Lustempfinden geweckt und gesteigert wird, wenn die Zone Ihrer Prostata gegen das Schambein gedrückt wird, und dass es Sie dann auch ganz mit Glück erfüllt, wenn Ihre Scheide voll ausgefüllt und gedehnt ist.

Helfen Sie sich, indem Sie zusätzlich zum Penis eventuell auch noch Ihre oder seine Finger in Ihre Vagina einführen. Sie werden sehen, welch gute Ergebnisse sich damit erzielen lassen. Und wählen Sie geeignete Stellungen (Sie sitzen auf Ihrem Partner oder er nimmt Sie von hinten), weil seine Penisspitze dann leichter und besser auch dort ankommt, wo sie hin soll. Schaffen Sie Abwechslung, probieren Sie Neues aus und trauen Sie sich vor allem, ihn umzugewöhnen.

Sie mögen jetzt entgegnen: „Das wird ihm nicht gefallen, er wird beleidigt sein, mich falsch verstehen. Ich will nicht, dass er etwas von dem erfährt, womit ich mich gerade beschäftige." Meinen Sie nicht, dass dies nicht eher ein Argument Ihres eigenen „Widerstands" gegen Veränderung ist?

Meiner Ansicht nach gibt es Tausende von wunderbaren, verführerischen Möglichkeiten, seinen Partner anzuregen, seine sexuellen Gewohnheiten zu ändern, ohne ihn dabei zu verärgern oder ihm Vorwürfe zu machen … das Ziel ist ja, dass der Sex für beide zu einem lustvollen Erlebnis wird, und das wird Ihrem Liebsten gefallen, glauben Sie mir, meine Damen.

**Wenn Sie Lust empfinden wollen, können nur Sie selbst sich auf den Weg machen … Ich gebe Ihnen die Schlüssel an die Hand, benutzen müssen Sie sie selbst!**

Versteht sich ein Paar beim Sex gut, so schweißt es die beiden zusammen, es schafft mehr Nähe. Frauen denken oft, die Liebe löse in diesem Fall alle Probleme. Nein, dem ist nicht so, Liebe ist eine Sache, Sex eine andere. Ich kenne viele „verliebte", aber „frustrierte" Frauen, die nicht den Mut zur Veränderung aufbringen oder Angst vor der Veränderung haben.

*Brigitte war vor einem Jahr in meiner Sprechstunde. Damals war Sie 47 Jahre alt und ihre zweite Ehe war ziemlich aus dem Lot: Ihr Mann und sie sprachen nicht mehr miteinander. Sie war zu mir gekommen, um eine Lösung zu finden. Ich musste ihr ziemlich direkte Fragen stellen, denn zuerst gab sie nur verschämte, ungenaue Erklärungen und vage Antworten. Als ich ihr das „Umschulungsprogramm" vorschlug und ihr einen neuen Termin gab – sie sollte nach zwei Monaten wiederkommen, um davon zu berichten, wie es ihr in der ersten Phase ergangen ist (sich selbst erforschen, indem man sich genau ansieht und berührt) –, antwortete sie mir: „Frau Doktor, Sie haben ja keine Ahnung, aber mein Problem ist, dass ich nicht weiß, ob ich es schaffe, das auch wirklich zu machen: mich berühren und mich anschauen … ich glaube, das kann ich nicht."*

*Doch irgendwie muss ich doch sehr überzeugend gewesen sein, denn sie kam nach drei Monaten wieder und hatte ihre Übungen gemacht … und sie macht auch Schritt für Schritt weiter. Sie macht Fortschritte und hat es geschafft, dass ihr Sexualleben heute Lichtjahre entfernt ist von dem, wie sie Sex früher erlebt hat.*

# 9

# Darauf achten, dass die Flamme der Lust nicht erlischt

Das sexuelle Verlangen kann in jedem Alter nachlassen. Wenn man recht darüber nachdenkt, ist das auch nicht weiter verwunderlich: Wir haben heute alles – Freiheit, Verhütung und sexuelle Freizügigkeit. Es gibt keine Grenzen mehr, nichts, was uns bremst. Sex im Überfluss. Und das Liebesleben beginnt bei den Jugendlichen heute relativ früh und im Alter dauert es länger. Wem gelingt es schon, die Flamme der Lust über all die Jahre immer am Brennen zu halten? Wenn Sie immer Kaviar essen müssten, denken Sie nicht, dass Sie dann auch irgendwann die Nase davon voll hätten?

Lust wird heutzutage als Muss betrachtet. Sie spielt eine zentrale Rolle in unserem Leben und soll stets sofort befriedigt werden. Sie ist ein Konsumgut wie jedes andere geworden. Und so denken viele Frauen, sie seien nicht normal, weil ihre Lust nur sehr leise, kaum wahrnehmbar ruft oder weil sie langsam sind? Doch es ist einfach so: Wenn Sie keine Lust auf Sex haben, wird Ihr sexuelles Verlangen langsam nachlassen. Und wenn das der Fall ist, sollten Sie beginnen nachzudenken:

„Worauf deutet die Tatsache, dass ich keine Lust mehr auf Sex habe, hin? Was steckt hinter meiner Unlust?"

## Zum Thema „Verhütung"

Steckt hinter Ihrer mangelnden Lust der Wunsch nach einem Kind, das Ihr Partner Ihnen verweigert (vielleicht unter dem Vorwand, man habe ja noch das ganze Leben vor sich; er wolle erst noch die erwartete Beförderung abwarten oder er sei einfach noch nicht bereit). Die Pille ist ja einerseits praktisch, aber manchmal eben nicht für beide Partner gleichermaßen. Manche jungen Frauen haben ihr Leben in einer Beziehung ohne Aussicht auf ein Kind nach einer gewissen Zeit satt und verlieren darüber ihre sexuelle Lust. Dann kommen sie zu mir in die Praxis, um sich Rat zu holen, doch sie sind sich oft ihrer eigenen Gefühle nicht bewusst und haben Angst, eine Beziehung zu zerstören, die in ihren Augen wichtig ist. Ich habe beispielsweise eine Frau kennengelernt, die (in gewisser Weise) vier Jahre mit einem Partner verplempert hat, der es nicht eilig hatte und vor allem ein taubes Ohr für seine Partnerin und ihren tiefen Kinderwunsch. Eines schönen Tages hat sie dann reagiert, mit ihm Schluss gemacht und nicht lange gebraucht, bis sie den Mann gefunden hat, mit dem sie dann zwei goldige Kinder bekommen hat. Aber es gibt auch Frauen, die erst sehr spät reagieren und weniger energisch sind und die sich dann, wenn sie über vierzig sind und endlich den richtigen Partner gefunden haben, behandeln lassen müssen, weil sie nicht mehr so fruchtbar sind.

*Elsa ist gerade 28 Jahre alt und gesteht mir bei einem Termin in meiner Praxis, bei dem sie nur ein neues Rezept für die Pille braucht, dass sie gar nichts mehr spürt und dass sie überhaupt keine Lust mehr auf Sex hat. Sie erzählt mir, was in ihr vorgeht: „Stellen Sie sich vor: Wir leben erst seit zwei Jahren zusammen. … Ich liebe ihn, er ist der Mann meines Lebens, der zukünftige Vater meiner Kinder. Was soll ich nur machen? Ich verstehe überhaupt nichts mehr." Haben Sie schon einmal über all die kleinen Dinge nachgedacht, auf die Sie verzichten und die Ihren sexuellen Appetit verlöschen lassen? Er sagt Dinge wie: „Ein Kind bekommen? Ja klar, aber später, wir haben ja Zeit, lass uns erst einmal das Leben genießen. – Am Wochenende gemeinsam wegfahren? Aber nicht an dem Wochenende, das ist schon für einen Ausflug mit meinen Skifreunden reserviert. – Ein romantischer Abend zu zweit? Das geht leider nicht, du weißt doch, heute ist das Fußballspiel!" Sie tun Ihr Möglichstes, damit er sich mit Ihnen wohlfühlt. Aber wer denkt an Sie?*

Sie sind attraktiv, fleißig, verständnisvoll, lieb ... und obendrein hätten Sie gern, dass Ihr Körper auf Knopfdruck reagiert, wenn Ihr Partner bereit ist und Zeit hat. Sie fühlen sich frustriert; haben das Gefühl, ständig zurückstecken zu müssen, was Ihre Träume anbelangt, und das deprimiert Sie. Das ist möglicherweise alles. Wenn dem so ist, sollten Sie reagieren, meine Damen. Jetzt, da Ihnen das bewusst geworden ist. Sie sind nicht krank und vor allem sind Sie keine Maschine.

Die Empfängnisverhütung hat zwar die Frauen befreit, aber wer am meisten davon profitiert, das sind die Männer. Ja, natürlich ist sie sehr praktisch, aber sie muss es für beide sein. Natürlich kommt es dadurch nicht mehr zu den schrecklichen Dramen heimlicher Abtreibungen, aber warum gibt es dennoch in der heutigen Zeit – trotz des Überangebots an Verhütungsmitteln – genauso viele Schwangerschaftsabbrüche wie früher? Eine Ursache liegt sicher darin, dass es einen Kinderwunsch gibt, dieser aber zum Schweigen gebracht werden soll. Es muss Sie also nicht überraschen, wenn Sie in einem solchen Fall reagieren und innerlich auf die Barrikaden gehen ... und häufig tun Sie das, indem Sie sich selbst bestrafen und einfach keine Lust mehr spüren.

## Wie sieht denn Ihr Leben aus?

Außerdem ist da auch noch die Langeweile ... das Leben scheint programmiert und durchgeplant wie ein bereits komponiertes Musikstück auf dem Notenpapier. Man lernt sich kennen, man liebt sich, man lebt zusammen und dann geht's schon los: „Das erste Kind sollten wir bekommen, bevor meine Firma mit den Japanern fusioniert, das zweite dann nach drei Jahren, weil das der ideale Abstand zwischen Kindern ist" oder: „Wir sollten zusehen, dass das Kind im September zur Welt kommt, dadurch gewinnen wir ein Schuljahr" oder: „Wann bekomme ich meinen Eisprung? Wann muss ich dann mit ihm schlafen, damit es klappt? Vielleicht sollte ich testen, wann ich meinen Eisprung habe?" Das alles ist für Ihre Lust ebenfalls tödlich. Und dann ist es eine Horrorvision und ein Riesendrama, wenn der Körper sich sträubt und ganz zu Recht nicht so will, wie er soll. Es gibt vielleicht in Ihrem Leben keine wundervollen Zufälle und keine Überraschungen mehr. Und keine Zeit zum Träumen und Herumtrödeln. Sie glauben, alles im Griff zu haben, alles bestimmen zu können: Irrtum! Ihr Gehirn begehrt auf und Ihr Körper reagiert nicht mehr. Kein Anschluss unter dieser Nummer! Kein Wunder: Sie werden zu einem Roboter, ohne es zu merken, und ein Roboter hat keinen Sex.

*Wollen Sie tatsächlich so leben? Denken Sie einmal darüber nach.*

Sie machen tausend Sachen gleichzeitig. Sie leben in einer Zweierbeziehung, kümmern sich um die Familie, die Arbeit, die Kinder, die Freizeit und das alles mit einer Riesenenergie. Für Sie hat der Tag nicht vierundzwanzig Stunden, sondern mindestens dreimal so viele. Ihr Leben ist wahnsinnig anstrengend und Sie denken nie darüber nach, ob es so sein muss. Wenn Ihre Kräfte dann nachlassen, wollen Sie am Abend nur noch eins: sich zusammengerollt wie ein Baby unter die Bettdecke kuscheln. Und dann fragen Sie mich: „Ist das hormonell bedingt oder bin ich nicht normal?" Das heißt, zu allem Überfluss fühlen Sie sich auch noch schuldig und deprimiert (eine typisch weibliche Reaktion). – Aber nein, Superwoman, das kommt schon alles in Ordnung. Sie sollten sich nur wieder auf sich selbst besinnen, langsamer machen, sich neu programmieren, Ihre Ansprüche ein bisschen herunterschrauben und aufhören, den Leistungswettlauf gewinnen zu wollen. Haben Sie keine Angst, man wird Sie deshalb trotzdem weiter lieben und Verlangen und Lust werden ebenfalls zurückkehren.

## Und was ist mit Ihrem Partner?

Gibt es einen Grund zum Groll, sind Sie von Ihrem Partner enttäuscht, gibt es Kommunikationsstörungen in der Beziehung, sind Ihre Rollen nicht so verteilt, wie Sie es gern hätten? Gibt es unausgesprochene Dinge? – All das kann Ihnen den ganzen Elan nehmen und Sie Ihr Bedürfnis nach Kuscheln und Schmusen vergessen lassen, auch wenn Sie sich dessen nicht bewusst sind.

Denn wenn Sie sich einfach „zurücknehmen" – was in Zweierbeziehungen öfter vorkommt: Der eine gibt den Ton an, der andere ordnet sich unter –, werden Sie häufig auf der Verliererseite stehen und es bleibt Ihnen nichts anderes übrig, als sich zu verweigern. Denn Ihr Körper ist Ihre letzte und uneinnehmbare Bastion, in der Sie Zuflucht suchen können. Ändern Sie etwas an dieser Situation! Denn niemand besitzt ein Zaubermittel oder einen Zauberstab, um Ihr Schicksal in eine bessere Richtung zu lenken. Das können allein Sie, meine Damen. Machen Sie sich also auf den Weg, und wenn es Ihnen allein zu mühsam wird, suchen Sie sich Hilfe, sprechen Sie mit anderen … und bauen Sie Ihren Frust ab.

*Laure kommt auf den Rat ihrer Mutter zu mir in die Sprechstunde. Die Mutter findet es schade, dass ihre Tochter mit ihrem Ehemann nicht mehr glücklich ist und nach kaum fünf Ehejahren und mit zwei kleinen Kindern bereits an Scheidung denkt. Laure ist am Rande eines Nervenzusammenbruchs und erträgt nicht einmal mehr den geringsten Körperkontakt mit ihrem Mann.*

*„Er will die ganze Zeit. Das ekelt mich an", erklärt sie mir. „Wir haben*

*ein stressiges Leben, aber kaum sieht er mich, denkt er an nichts anderes, als auf mich draufzuspringen. Er ist Gastwirt, geht in aller Herrgottsfrühe aus dem Haus und kommt sehr spät zurück, manchmal erst um 5 Uhr morgens, und dann möchte er gleich mit mir schlafen."*

*Ich übersetze ihr: „Er benimmt sich wie ein Höhlenmensch, der nach der Heimkehr von der Jagd den toten Bison für seine Familie hinlegt und sich dann auf seine Frau stürzt, um sich seine Belohnung abzuholen."*

*„An mir bleibt alles hängen: Ich muss mich um die Kinder, den ganzen Haushalt und die Einkäufe kümmern", fährt sie fort. „Und am Wochenende unternehmen wir nichts. Ich fänd es toll, wenn er sich mal um die Kinder kümmern würde oder wir etwas zusammen unternehmen würden. Doch er sitzt nur genervt vor den Fernseher auf dem Sofa, unfähig, auch nur irgendetwas zu machen. Ich kann einfach nicht mehr, ich möchte nicht mehr, dass er mich anfasst. Neulich waren wir ausnahmsweise mal zum Abendessen bei Freunden eingeladen, und da wollte er es doch mit mir im Aufzug treiben! Ich ertrage ihn einfach nicht mehr!"*

*Ich erkläre ihr, dass ihr Eheleben vorbestimmt und die Rollen zu fest verteilt sind. Das Gleichgewicht muss wiederhergestellt werden. Dazu muss man miteinander sprechen und versuchen – und das geht natürlich nur, wenn der andere dazu bereit ist –, neue Wege zu finden und dann auch zu beschreiten, wenn man diese festgefahrene Situation in der Beziehung ändern will.*

*Durch unser Gespräch sieht Laure einiges klarer und hat sich etwas beruhigt. Sie ist fest entschlossen, ihre eigene Rolle zu Hause zu verändern und eine neue Aufgabenverteilung einzuführen.*

## Die kleinen Wehwehchen

Und dann kommt vielleicht der große Paukenschlag, der Hammer: Sie haben eine sexuell übertragbare Krankheit – einen akuten Herpesausbruch, eine Chlamydieninfektion, ein *Condylom* (eine Feigwarze) – und Sie schämen sich, ekeln sich vielleicht sogar vor sich selbst. „Ist er wohl fremdgegangen?", fragen Sie sich. Viele schockierte junge Frauen machen mit ihrem Partner Schluss oder bleiben zumindest misstrauisch, wenn sie so etwas bekommen.

Ja, natürlich ist das alles ärgerlich, aber solche Infektionen kommen heute extrem häufig vor. So häufig, dass es schon fast außergewöhnlich ist, wenn man sie nicht schon einmal bekommt, wenn man noch sehr jung ist. Der Penis ist mit einer Haut bedeckt und das ist ein ausgezeichneter Schutzschild gegen Keime, er verhindert jedoch nicht, dass diese weitergegeben werden. Die Männer sind deshalb häufig gesunde Krankheitsüberträger. Das weibliche Geschlechtsorgan dagegen ist mit Schleimhaut bedeckt (wie das Zahnfleisch oder die Zunge), das ist ein sehr dünnes und stark von Blutgefäßen durchzogenes Gewebe, das deshalb auch sehr „durchlässig" ist. Und außerdem sind Mädchen bei ihren ersten sexuellen Beziehungen heute meist noch sehr jung und ihre körpereigenen Abwehrkräfte sind häufig noch nicht ausreichend entwickelt. Je früher man Sex hat, desto eher läuft man Gefahr, mit einer sexuell übertragbaren Krankheit angesteckt zu werden. Seien Sie vorsichtig, meine jungen Damen, schützen Sie sich mit einem Kondom, von Anfang an bis zum Ende des Liebesakts. Stärken Sie Ihre körpereigenen Abwehrkräfte, indem Sie dafür sorgen, dass Ihre Scheidenflora und die Oberfläche Ihrer Vagina gesund bleiben, und pflegen Sie sie mit milden Pflegemitteln, wie weiter oben beschrieben. Lassen Sie außerdem immer regelmäßig Abstriche machen.

## Die Zeit nach der Geburt

Nach einer Geburt fällt es manchen Frauen schwer, wieder Sex zu haben, und manche haben überhaupt keine Lust mehr dazu.

*Im Folgenden möchte ich die Geschichte von Coralie erzählen, die im Augenblick gerade zum zweiten Mal schwanger ist.*
*Coralie ist eine hübsche junge Frau von 30 Jahren. Sie ist seit etwa zehn*

*Jahren bei mir in Behandlung, seit ich ihr zum ersten Mal die Pille verschrieben habe. Dann kam sie zu den Kontrolluntersuchungen während ihrer ersten Schwangerschaft. Ich erinnere mich noch gut daran, wie sie vier Monate nach der Geburt zu mir in die Praxis kam.*

*Da steht sie vor mir, völlig aufgelöst und kaum wiederzuerkennen. Nichts geht mehr. Sie fühlt sich völlig überfordert, hat keine Zeit mehr für nichts und fühlt sich vor allem hässlich und völlig fertig. Und ihr sexuelles Verlangen ist auf dem Nullpunkt. Sie fühlt sich so verloren und bricht in Tränen aus.*

*Ich weiß jedoch, weil sie es mir bei früheren Besuchen erzählt hat, dass sie und ihr Partner sich innig lieben. Sie kennt ihren Mann bereits aus der Gymnasialzeit. Zuerst sind sie „miteinander gegangen", dann haben sie geheiratet, als ihr Freund einen Job gefunden hatte. Ich habe sie bislang nur als sehr sonnigen Menschen erlebt, der immer ein Lächeln auf den Lippen hat. Und jetzt steht sie vor mir wie ein kleines Häuflein Elend. Sie ist kaum wiederzuerkennen. Nach unserem kurzen Gespräch erklärt sie mir: „Es ist einfach so, dass ich das Gefühl habe, dass ich noch ganz aus der Form bin … dieses Übergewicht, das ich einfach nicht loswerde, bringt mich um." Wir kommen überein, dass dieses Problem für sie so groß ist, dass es alles andere in den Schatten stellt und sie blockiert. Ich gebe ihr ermutigende Ratschläge, empfehle ihr pflanzliche Heilmittel und sie geht mit einem schüchternen Lächeln nach Hause. Zwei Wochen später ruft sie mich an, um mir zu sagen, dass es ihr jetzt deutlich besser gehe.*

**Aber es gibt auch schlimmere Fälle:** Manche Frauen wollen nach der Geburt ihres Kindes überhaupt nichts mehr von Sex wissen. In diesem Fall sind es die Partner und Ehemänner, die mich anrufen, denn die Frauen selbst stört das zuerst einmal überhaupt nicht. Sie scheinen ganz zufrieden zu sein mit der Situation. Ihre Mutterschaft erfüllt sie ganz, da sie hauptsächlich darauf ausgerichtet sind.

In solchen Fällen spielt die Erziehung sicher eine wichtige Rolle. Die Weiblichkeit scheint hier nur ein einziges Ziel zu haben: Kinder zu bekommen. Dann fehlt den Frauen gar nichts mehr zu ihrem Glück. Es sind die Partner und Ehemänner, die unter der neuen Situation leiden und sich fragen, was da wohl passiert ist. Manche resignieren, andere gehen auf die Barrikaden. Ich treffe diese Frauen oft wieder, wenn sie um die vierzig sind … häufig sind sie dann geschieden. Und nur wenn sie einen neuen Mann kennenlernen, fangen sie vielleicht an, sich selbst infrage zu stellen: Sie wollen es diesmal nicht wieder „vermasseln".

## Und dann kommen die Wechseljahre

Die Jahre, die der Menopause vorausgehen, sind für viele Frauen eine Zeit großer emotionaler und körperlicher Turbulenzen, egal ob die Wechseljahre nun auf natürliche Weise oder durch einen chirurgischen Eingriff (die Entfernung beider Eierstöcke), ob sie zum „normalen" Zeitpunkt oder früher beginnen. Eines möchte ich hier mit Nachdruck sagen: Die Wechseljahre sind *keine* Krankheit, meine Damen, und wenn Sie aufhören, sich vor ihnen zu fürchten, werden die damit einhergehenden Beschwerden leichter erträglich.

*Fabienne ist 65 Jahre alt und kommt zusammen mit ihrem Mann zu mir in die Praxis. Es gehe um eine normale Kontrolluntersuchung, sagt sie mir am Anfang. Nein, sie leide nicht allzu sehr unter Hitzewallungen und Schweißausbrüchen, aber sie habe Diabetes und einen zu hohen Blutdruck und sei deshalb bei einem Kardiologen in Behandlung. Nach der Untersuchung gebe ich ihr die übliche Überweisung für die Mammografie. Als wir fast am Ende unseres Gesprächs angelangt sind, ergreift ihr Mann das Wort: „Seit ihren Wechseljahren will sie keinen Sex mehr haben." Ich wende mich ihr zu und sie sagt: „Ja, seit ich erfahren habe, dass ich Diabetes habe, ist mein Verlangen wie weggeblasen. Kann es sein, dass durch Diabetes das sexuelle Verlangen nachlässt, ist das irgendwie bekannt?" Ich frage sie, wie das denn vorher gewesen sei. Sie antwortet mir: „Alles lief gut, bevor ich von meiner Krankheit erfahren habe." Dieses Ehepaar hatte also dreißig Jahre lang ein normales Sexualleben und wenn der Mann nicht ein Herz gefasst und das Problem angesprochen hätte, wäre es möglich gewesen, dass sie den Rest ihres Lebens traurig nebeneinanderher gelebt hätten.*

Natürlich wären wir alle gern immer zwanzig Jahre alt. Aber Sex hat nichts mit unserem Alter zu tun, besonders dann nicht, wenn man weiß, wie man ihn interessant und lebendig gestaltet. Die Lust scheint weniger zu werden und das Verlangen lässt nach. Viele Frauen erzählen: „Ich habe weniger Lust als vorher und es ist schwieriger, zum Höhepunkt zu kommen: Es dauert ewig!“ Sie wollen auch wissen: „Woher kommen diese Veränderungen? Das macht mir Angst, wie weit kann das gehen?“, und sagen: „Ich schäme mich vor meinem Mann.“

Wichtig ist, dass Sie wissen, dass das nicht so sein muss. Es stehen Ihnen viele therapeutische Mittel auf hormoneller und nichthormoneller Basis zur Verfügung. Verschiedene Behandlungsformen können Ihnen helfen, Ihr Glück wiederzufinden. Ganz wesentlich ist dabei allerdings auch Ihre eigene innere Einstellung dazu und wie Ihre Umgebung damit umgeht. Die Menopause ist nicht das Ende. All das, was in den Medien über die Wechseljahre erzählt wird, ängstigt Sie; es hat Sie das Fürchten gelehrt.

**Gehen Sie mit einer positiven Einstellung in die Wechseljahre und kümmern Sie sich gut um sich selbst.**

Denken Sie an all die Vorteile, die jetzt auf Sie warten: Sie können jetzt endlich Sex haben, ohne an Verhütung denken zu müssen, Ihre Kinder (falls Sie welche haben) sind schon groß und Sie haben jetzt mehr Zeit für sich selbst. Sie haben mehr Erfahrung und sind weiser ...

Der Zustand der Gewebe Ihres Geschlechtsorgans ist hormonabhängig und wenn Sie zu wenig Hormone haben oder wenn nach und nach weniger Hormone produziert werden, trocknen ihre

Schleimhäute leichter aus. Ohne die Feuchtigkeit werden sie dünner und brüchiger, sind nicht mehr so elastisch und nicht mehr so empfindsam; Sie haben vielleicht Schmerzen beim Geschlechtsverkehr und wollen deshalb lieber ganz auf ihn verzichten. Glücklicherweise wird es nicht von einem Tag auf den anderen so. Achten Sie darauf, ob das der Grund für Ihre Unlust ist, meine Damen, dieser Aspekt ist durchaus wichtig. Es gibt viele verschiedene Mittel – nicht alle sind auf hormoneller Basis –, um Feuchtigkeit, Geschmeidigkeit, Elastizität und das Volumen zu erhalten.

*Marianne ist 45 Jahre alt und seit zwei Jahren wieder verheiratet. Seit einem Jahr leidet sie immer wieder unter Harnwegsinfektionen. Das beunruhigt sie, weil ihr Sexualleben sehr darunter leidet. Nach jedem Geschlechtsverkehr bekommt sie eine Blasenentzündung (mit Brennen beim Wasserlassen) und seit zwei bis drei Monaten ist Sex für sie unmöglich geworden, weil sie einfach zu große Schmerzen hat.*

*Ihr behandelnder Arzt hat sie an mich überwiesen. Sie ist völlig durcheinander. Ihr Mann hat sich ebenfalls untersuchen lassen, aber er hat keine Infektion. Nach den üblichen Untersuchungen ordne ich eine Hormonwertbestimmung im Blut an. Vor ein paar Jahren wurde ihre Gebärmutter entfernt und sie hat keine Menstruation mehr, die eventuell Auskunft über Ihren Hormonhaushalt geben könnte. Die Bestimmung ihres Hormonspiegels ergibt, dass die Menopause bei ihr frühzeitig eingesetzt hat (normales Alter: 52 bis 53 Jahre).*

*Ich rate ihr zu einer Hormonersatzbehandlung und statte sie mit einem „bunten Strauß" feuchtigkeitsspendender Produkte aus, die die Gleitfähigkeit verbessern. Die Behandlung wirkt. Sie bekommt keine Blasenentzündung mehr und kann wieder Sex haben, weil sich alles beruhigt hat und ihre Geschlechtsorgane so wieder zu einer Quelle der Lust werden konnten.*

Ja, das Gewebe unseres Geschlechtsorgans altert auch, es ist nicht mehr so straff, hat weniger Feuchtigkeit, genau wie die Haut in unserem Gesicht oder an unserem Hals. Das ist auch die Ursache dafür, dass wir nicht mehr so prompt auf sinnliche Liebkosungen reagieren. Es dauert jetzt vielleicht ein bisschen länger, bis der Funke überspringt. Aber heutzutage ist das kein unabwendbares Schicksal mehr, in das Sie sich fügen müssen, meine Damen. Sie können heute Produkte benutzen, die dem Gewebe seine Spannung und sein Volumen zurückgeben.

Wenn Sie einen chirurgischen Eingriff hatten, das heißt wenn beide Eierstöcke entfernt wurden, wenn bei Ihnen die Wechseljahre frühzeitig eingesetzt haben, wenn Ihr Gebärmutterhals Bestrahlungen bekommen hat, dann sind die Symptome mit Sicherheit unangenehmer und schmerzhafter, aber es gibt eine große Palette von Hormonpräparaten oder pflanzlichen Heilmitteln, die Ihnen die Symptome der unangenehmen Seiten der Wechseljahre erleichtern. Fügen Sie sich nicht einfach in Ihr Schicksal, suchen Sie nach einem Mittel, das für Sie passt.

## Ihr sexueller Hunger

Und schließlich bleibt mir noch zu sagen, dass viele Frauen von Natur aus weniger Lust auf Sex haben. Sie machen selten den ersten Schritt und wenn ihr Partner Sex mit ihnen haben will, geben sie nur widerwillig nach. Sie erklären das in der Sprechstunde häufig folgendermaßen: „Ich war eigentlich nie wirklich an Sex interessiert. Ich komme zu Ihnen in die Beratung, weil das zu Spannungen in unserer Partnerschaft führt. Mein Mann ist frustriert." Diese Frauen haben allenfalls am Anfang ihrer Beziehung eine kleine Anstrengung unternommen und sich dazu gezwungen, aber der unterschiedlich starke sexuelle Hunger hat die Kluft zwischen den Partnern immer tiefer werden lassen und zu Konflikten geführt. Welchen Rat ich in diesem Fall gebe? Das ist schwierig. Aber ich glaube, dass die Lösung auch hier in der Kommunikation liegt.

## Tipp

Was in einer Partnerschaft zählt, ist das Gefühl der „Verbundenheit". Und miteinander verbunden fühlt man sich, wenn man die Masken fallen lässt. Sie haben nicht dieselben sexuellen Bedürfnisse? Sagen Sie es Ihrem Liebsten, erklären Sie ihm, wer Sie sind und was Sie brauchen. Zwingen Sie sich zu nichts (denn das schadet Ihnen nur und frustriert Sie außerdem).
Sie haben Angst, dass er zu einer anderen geht? Da bin ich mir nicht so sicher, Ihr Partner wird Ihren Biorhythmus sicher besser akzeptieren, wenn er ihn verstehen kann ... und das kann er nur, wenn Sie sich ihm mitteilen. Er wird sich nicht die ganze Zeit infrage stellen und sich nicht immer wieder sagen: „Sie will mich ja doch nicht ... Also gehe ich woanders hin, um mein sexuelles Ego zu stärken." Wenn er weiß, dass Sie weniger Appetit auf Sex haben, wird er nicht mehr darauf bestehen ... er wird Sie nicht dazu zwingen, den Teller leer zu essen. Und damit steigen die Chancen, dass Ihr gemeinsames Mahl heiter und entspannt abläuft.

# 10

# Märchen und Legenden

Märchen und Legenden zeigen sehr klar, welche Rolle der Frau früher einmal zukam; sie zeigen die geschichtliche Entwicklung sehr deutlich. Es gab schon immer ein Ungleichgewicht in sexuellen Beziehungen: Die Frau musste sich dem Mann unterordnen, da Frauen als „minderwertiger" betrachtet wurden.

Mit der Französischen Revolution begann dann eine neue Epoche: In Frankreich, später auch in den meisten anderen europäischen Staaten, war die Eheschließung fortan keine rein kirchliche Angelegenheit mehr, die Scheidung wurde möglich. Doch das ging auf Kosten der Anerkennung einer „weiblichen Natur" und man verteufelte die weibliche Lust, in der die Gefahren der „Hysterie" und der „Nymphomanie" lauerten.

Sogar nach der Emanzipation der Frau, mit der Verhütungsmittel akzeptiert und Schwangerschaftsabbrüche legalisiert wurden, bleibt die gleichberechtigte Partnerschaft eine „feministische Utopie". Das Paar als Institution hat heute viel an Bedeutung eingebüßt. Die jungen Leute leben oft nur für kurze Zeit zusammen und gehen dann wieder auseinander. Und die Einsamkeit der Frauen steigt und das Sperma hat seine „magische Kraft" und der Mann seine Fortpflanzungsfähigkeit verloren.

In unserer westlichen Welt gibt es eine tiefe Kluft zwischen körperlicher und geistiger Liebe und so kann die Sexualität dominieren. Den körperlichen Freuden der Liebe haftete in vergangenen Zeiten immer ein Hauch von Sünde und Schuld an … man fühlte sich oft, als tue man etwas Verbotenes, wenn man Sex hatte. In unserer heutigen Zeit hat sich die Situation umgekehrt: Die Lust hat das Kommando übernommen. Das heißt jedoch nicht, dass wir heute auch zwangsläufig besser „Liebe machen", das wird uns Frauenärzte in unseren Praxen jeden Tag vor Augen geführt.

Nur eine grundlegende Neuorientierung, die uns unser eigenes Lustempfinden (wieder)entdecken lässt und mit gezielten Übungen und persönlichem Engagement verbunden ist, kann die „Rolle der Frau" wirklich verändern. Drum:

## 1. Seien Sie kein Dornröschen

Überlassen Sie es nicht einfach Ihrem Partner, Ihre Lust zu erwecken. Erwarten Sie nicht, dass Ihr Märchenprinz kommt und die ganze Arbeit für Sie macht. Er hat schon alle Hände voll mit sich selbst zu tun: Er soll eine gute Erektion hinbekommen, sich lange genug zurückhalten, um auch Sie glücklich zu machen ... Werden Sie aktiv; hören Sie auf, alles von Ihrem Partner zu erwarten, bedienen Sie sich Ihrer Fantasie. Der Rest kommt von ganz allein.

## 2. Spielen Sie nicht Allerleirauh*

Das ist eine schlechte Rolle und niemand liebt sie. Welche Fehler und Schwächen Sie auch haben mögen, was auch immer Ihr Ideal sein mag, Sie sind ein Mensch, den man so lieben kann, wie er ist. Sie sind einfach liebenswert! Je mehr Sie sich selbst an-

* In *Allerleirauh*, einem Märchen der Brüder Grimm, geht es um die Tochter eines Königs, dessen schöne Frau stirbt und ihm auf dem Sterbebett das Versprechen abnimmt, nur dann wieder zu heiraten, wenn jene Frau mindestens ebenso schön sei wie sie selbst. Als der König eine solche Schönheit nicht findet, erkennt er eines Tages, dass seine Tochter ebenso schön ist wie ihre verstorbene Mutter und begehrt

nehmen, desto mehr wird man Sie lieben. Hören Sie auf, sich zu verstecken. Zeigen Sie sich so, wie Sie sind, im eigentlichen und im übertragenen Sinn. Sie werden für das geliebt werden, was Sie sind und wie Sie sind. Verderben Sie sich nicht länger den Spaß am Leben!

## 3. Spielen Sie nicht Schneewittchen

Sie verbringen viel Zeit damit, sich um andere zu kümmern. Schaffen Sie sich einen Freiraum für sich allein, einen „geheimen Garten" für sich ganz allein. Wenn Sie unentwegt die Selbstaufopfernde und die Perfekte spielen, ist es kein Wunder, wenn Sie die Lust verlieren ...

## 4. Spielen Sie nicht Aschenputtel

Lassen Sie es nicht zu, dass Sie zu sehr in Hausarbeit versinken, sonst bleibt Ihnen wenig Freizeit für sich selbst und Ihre Lust.

seine Tochter zur neuen Ehefrau. Die Tochter versucht, ihren Vater mit unmöglichen Forderungen von seinem Ansinnen abzubringen. Sie verlangt drei Kleider, wovon eines „so silbern wie der Mond", eines „so golden wie die Sonne" und eines „so glänzend wie die Sterne" sein soll; ferner „einen Mantel von tausenderlei Pelz- und Rauhwerk zusammengesetzt". Als der Vater diese Forderungen – wider Erwarten – erfüllt, flieht die Tochter und nimmt ihre Kleider, die in eine Nussschale passen, mit. Sie rußt sich Gesicht und Hände und hält sich in einem hohlem Baum im Wald versteckt, wo sie schließlich Jäger des benachbarten Königs aufgreifen. Das von den Jägern wegen seiner pelzigen Kleidung „Allerleirauh" genannte Mädchen gibt sich nicht zu erkennen und arbeitet unerkannt in der Küche des Nachbarkönigs. Als er ein Fest feiert, zieht sie erst ihr Sonnenkleid an, dann ihr Mondkleid und beim dritten Mal ihr Sternenkleid, und der König tanzt nur mit ihr. Mit einer List entlarvt der König Allerleirauh und das Mädchen wird Königin. (Anm. d. dt. Hrsg.)

## 5. Seien Sie nicht Blaubarts Frau

Akzeptieren Sie es nicht, wenn man Sie respektlos behandelt, sich über Sie lustig macht oder Sie ärgert. Herablassende Bemerkungen oder Witze sind tabu und Brutalität ebenfalls – machen Sie das von Anfang an klar. Da hilft es auch nichts, wenn er sich danach entschuldigt und Ihnen ein Geschenk macht.

Tun Sie nichts, was Sie nicht tun wollen, unter dem Vorwand, dass andere es ja gern tun. Es gibt heute ungeheuer viele sexuelle Praktiken, alles ist erlaubt … aber nur, wenn Sie es auch wollen. Zwingen Sie sich zu nichts, wenn Ihr Herz nicht einverstanden ist oder Ihr Bauchgefühl Ihnen sagt, dass Sie das nicht wollen. Sie haben das Recht, Nein zu sagen, und es ist nicht schlimm, das zu tun. Nicht jeder mag Kaviar, auch wenn er als eine exklusive Spezialität von köstlichem Geschmack gilt … Sie haben ein Recht auf Ihre eigenen sexuellen Vorlieben. Das ist ganz normal und natürlich.

## 6. Spielen Sie nicht die Schöne und das Biest

Oder zumindest höchstens ein Mal, vielleicht als erotisches Spiel … Im normalen Leben sind Sie einer von zwei Menschen, die miteinander in einer Beziehung leben, in der es eine Frau und einen Mann gibt, die beide – zugegebenermaßen biologisch deutlich – verschieden sind und ihre Eigenarten haben. Und Sie sind in der Lage, zu kommunizieren, sich alles zu erzählen, sich selbst und den anderen zu erforschen und zu entdecken und viele Dinge miteinander zu erleben und zu teilen, damit Sie gerade in den sinnlichen Augenblicken, in denen Sie einander ganz nah sind, miteinander in Einklang sind. Wenn Sie sich auf eine Rolle festlegen (lassen), werden Sie diese Ihr ganzes Leben lang nur ertragen müssen und am Ende die Lust an der Liebe verlieren.

*Tania ist Russin und heute um die dreißig. Ihre Geschichte steht für viele andere:*

*Ich habe sie kennengelernt, als sie kaum 20 Jahre alt war. Ihr etwa 40 Jahre alter „Verlobter", der Sexfilme produzierte, hatte sie nach Frankreich geholt. Sie war stolz, weil ihre Fotos auf den Titelseiten einiger Zeitschriften zu sehen waren. Und es stimmt, sie ist einfach atemberaubend schön, groß, blond, langbeinig, mit einer hübschen kleinen Nase, vollen Lippen und einem hinreißenden Lächeln. Trotzdem lässt sie sich mithilfe einer Schönheitsoperation ihre Brust vergrößern, die, nebenbei bemerkt, auch vorher schon von Natur aus unglaublich schön war. Aber sie sagt: „So bin ich sexyer."*

*Ihre Liebe hält ein paar Jahre, er verwöhnt sie, sie wird zu einem wandelnden Model für Kleider von Prada, Gucci und Christian Dior. Sie arbeitet nicht mehr, reist auf der ganzen Welt herum und wohnt mit ihm in den besten Hotels. Und eines Tages kommt sie allein zurück. Sie ist jetzt 28 Jahre alt. Sie kann dieses Leben nicht mehr ertragen, sie möchte ein Kind. Er will keines.*

*Es war sehr schwer für sie, ihn zu verlassen. Sie besitzt jetzt nichts mehr: keinen Nerz, keine teuren Handtaschen, keine hochhackigen Designerschuhe. Sie hat kein Dach über dem Kopf und kein Geld. Aber sie lässt sich nicht entmutigen, sie verlässt meine Praxis mit einem Lächeln auf den Lippen … sie weiß: Ihr Reichtum ist ihre Schönheit.*

*Ein Jahr später kommt sie wieder in meine Sprechstunde. Sie hat jemanden kennengelernt, einen Mann aus bürgerlichem Hause. Sie lebt mit ihm in Paris im 16. Arrondissement und sie wollen gemeinsam auch ein Baby haben. Leider hat sie eine Fehlgeburt und die nächste Schwangerschaft will und will sich nicht einstellen. Dann verlässt sie ihren Freund. Jetzt wohnt sie nicht mehr in einem der schicken Viertel von Paris, sondern am Stadtrand, kauft ihre Kleider bei Zara, fühlt sich sehr wohl mit dem, was sie tut. Jedes Mal, wenn ich sie wiedersehe, bin ich voller Bewunderung. Eine junge Frau, die darauf festgelegt zu sein schien, ihr ganzes Leben lang aus ihrer Schönheit Kapital zu schlagen, besinnt sich eines Besseren, sie begehrt auf, wehrt sich gegen das scheinbar vorgezeichnete Schicksal und baut sich ein neues Leben auf, das sehr weit von dem Leben entfernt ist, für das sie bestimmt zu sein schien …*

Bravo, Tania! Es ist zwar noch nicht spruchreif, aber ich bin sicher, dass du irgendwo genau den richtigen Mann für dich finden wirst; den Mann, der zu dir passt und der auch der Vater deiner Kinder sein wird.

## 7. Sie sind nicht Rotkäppchen

Ihre Familie hat Sie immer beschützen wollen: Man hat Sie gewarnt; man wollte Ihnen Fehler ersparen. Das hat Sie in mancher Hinsicht zu ängstlich gemacht. Sie haben mehr Angst, als vernünftig ist. Sie haben Angst vor dem großen, bösen Wolf und gehen ihm bewusst aus dem Weg. Und manchmal ist es dann genau umgekehrt: Nur um es anders zu machen, nur aus Trotz werfen Sie sich ihm an den Hals … ohne nachzudenken.

Betrachten Sie das, was Ihnen andere erzählen, mit Distanz. Treffen Sie Ihre eigenen Entscheidungen, denken Sie nach und lernen Sie neue Dinge, lernen Sie dazu. So bekommen Sie eine Vorstellung davon, welchen Weg Sie in Ihrem Leben einschlagen wollen, und können beginnen, sich ein eigenes Leben aufzubauen.

*Ihr Mann begleitet sie. Er ist stinksauer auf sie, denn seine junge Frau verweigert sich ihm sexuell. Beim geringsten Penetrationsversuch hat sie große Schmerzen und schreit. „Bei ihr muss irgendetwas nicht normal sein." Sie ist extrem ängstlich, zieht sich nur widerwillig aus, aber ich gebe ihr zu verstehen, dass ich sie nur ansehen werde.*

*Sie hat sichtlich sehr große Angst, doch körperlich ist alles in Ordnung. Sie hat achtzehn Jahre lang in einer Familie gelebt, die ihr erklärt hat, dass Sex tabu ist. „Mein Herr, wie kommen Sie dazu, zu denken, dass das jetzt mit einem Schlag anders ist? Ihre Vagina gibt es für sie gar nicht, sie ist ein blinder Fleck in ihrem Körper. Sie wird Sex erst dann akzeptieren können, wenn sie sich im Reich der Sexualität neu orientiert hat. Und das kann eine ganze Weile dauern … und langsam gehen. Aber einen anderen Weg gibt es nicht."*

Es gibt nur einen Weg: Zuerst steht es für die junge Frau an, sich selbst anzuschauen, sich anzufassen, sich mit ihrem Körper vertraut zu machen, sich bewusst zu werden, dass es keine unüberwindbare Wand gibt, und dann – und erst dann, wenn ihre Ängste sich in Luft aufgelöst haben –, erst dann wird es für sie möglich sein, Geschlechtsverkehr zu haben.

## 8. Sie sind nicht Penelope, die auf ihren Odysseus wartet

Warten Sie nicht darauf, dass man Ihnen die Lust gnädig zugesteht, machen Sie sich selbst auf den Weg: Suchen Sie nach ihr. Niemand kennt Ihre Wünsche und Sehnsüchte besser als Sie selbst.

*Ich kenne Claire schon seit fast 30 Jahren. Als sie zu mir kam, war sie 20 und verlobt; dann kam sie wieder, als sie 30 und mit einem anderen Mann verheiratet war. Ich habe ihre Schwangerschaften begleitet und heute wache ich darüber, dass sie gut älter wird. Sie hat in ihrer Ehe eine Durststrecke von etwa zehn Jahren durchlebt. Zwischen 35 und 45 hatte sie keinen Geschlechtsverkehr mehr, und das nicht, weil sie das so wollte: Ihr Mann begehrte sie einfach nicht mehr. Er sagte, er liebe sie, aber wie eine Schwester. Zehn Jahre lang hat sie sich alle sechs Monate im Gespräch mit mir gefragt, was sie wohl tun könnte; sie hat nach Erklärungen, Gründen und Lösungen gesucht. Ich habe ihr zugehört, aber sie hat keine Lösung für ihr Problem gefunden. Sie hat einfach gewartet und ihr sexuelles Verlangen gezügelt, denn sie wollte ihre Familie und ihre Ehe nicht aufs Spiel setzen. Und dann hat ihr Arbeitgeber sie eines Tages entlassen, Begründung: Mit 45 Jahren sei sie zu alt. Und sie hat auch das – wie die Tragödie ihrer Ehe – einfach hingenommen.*

*Heute hat sie einen neuen Job, der ihr Spaß macht, und das Beste ist: Sie hat auch einen Geliebten gefunden, der sie in Sachen Sex wunschlos glücklich macht. „Ich fühle mich wie mit 18!", erzählt sie mir lachend, jedes Mal wenn sie zu mir kommt. Sie ist jetzt gut 50 Jahre alt.*

## 9. Sie sind keine der gelehrten Frauen von Molière*

Sicher, Sie können heute alles oder fast alles machen, Sie können Unternehmerin sein, Ministerin, Autorin, Mutter, Geliebte, schön und sexy. Aber Achtung, Superwoman, lassen Sie auch noch ein bisschen Zeit und Raum für den Mann in Ihrem Leben. Die Potenz der Männer ist ein empfindliches Pflänzchen. Schenken Sie Ihrem Mann ein Spielfeld, auf dem er seine Männlichkeit unter Beweis stellen kann, damit die Libido nicht zu kränkeln beginnt. Und vergessen Sie vor lauter Managen und anschließendem Erschöpftsein nicht das Wichtigste: Kuscheln und Schmusen.

## 10. Seien Sie nicht länger die Mutter oder die Hure

Jahrhundertelang hat man versucht, Frauen auf bestimmte Rollen festzulegen. Und es war deshalb für ein Mädchen immer schwierig, so zu sein, wie man es von ihr erwartete. Daran hat sich auch heute, im 21. Jahrhundert, nichts geändert. Noch heute denken Frauen: „Was wird er von mir denken, wenn ich mich ganz gehen lasse und schreie?" oder: „Was wird er von mir denken, wenn ich ihn um dies und jenes bitte, weil mich das so anmacht?" Wie viel verpasster Spaß ... Wie viel verschenkte Lust ...

Viele wählen deshalb von vornherein die Rolle der Mama. So hat man keinen Stress, muss keine Angst haben und es gibt keine Missverständnisse: Und man ist die gute Ehefrau, die gute Mutter, die Hüterin von Heim und Herd. Ja, aber zu welchem Preis, meine Damen ... Der Preis für Ihr Schweigen ist Ihre nicht gelebte Lust.

* Molière selbst hat *Die gelehrten Frauen* zu seinen Lieblingsstücken gezählt. Thema der Verskomödie ist die Gespreiztheit der preziösen Damen, ihre Koketterie und Prüderie, letztlich auch die Emanzipation der Frauen. (Anm. d. dt. Hrsg.)

# 11

# 10 Tipps für eine erfüllte Sexualität

Sie sind mit Ihrer Sexualität nicht zufrieden und Sie verlieren den Mut. Und Sie sind mit Ihrer Weisheit am Ende und überzeugt davon, dass Sie alles versucht haben. Ganz gleich, wie alt Sie sind, welche Erfahrungen Sie gemacht haben und was für Sie tabu ist: Sie können das – in Ihrem ganz eigenen Tempo – verändern:

## 1. Erforschen Sie Ihr Geschlechtsorgan so oft wie möglich

Entdecken Sie es, indem Sie es mit Ihren Fingern befühlen und ertasten, damit in Ihrem Gehirn ein Bild von Ihrem Geschlechtsorgan erzeugt wird und Sie es vor Ihrem geistigen Auge sehen können, sodass Sie eine Vorstellung von ihm bekommen … und ganz erfüllt von ihm sind.

## 2. Trainieren Sie Ihr Geschlechtsorgan

Berühren und streicheln Sie Ihre Vagina, werden Sie mit Ihren Empfindungen vertraut. So stellen Sie die Verbindungen zwischen Ihrem Gehirn und Ihrem Tastsinn her und können die Empfindungen Ihrer Scheide leichter wiedererkennen. Sie werden dann auf sexuelle Berührungen – Streicheln und die Bewegungen beim Liebesakt – sehr viel sensibler reagieren. Lernen Sie, Ihre Beckenbodenmuskeln (die Muskeln, die Ihnen helfen, Ihre Blase und Ihren Darm zu kontrollieren) anzuspannen: Trainieren Sie diese Muskeln, dann können Sie die Penetration besser spüren … und die Bewegungen mehr genießen.

## 3. Lassen Sie beim Liebesakt ein Bild von Ihrer Vagina vor Ihrem geistigen Auge entstehen

Stellen Sie sich Ihre Vagina in Aktion vor, beispielsweise wie einen kleinen Vibrator oder wie einen kleinen Mund, der sich ganz eng an den Penis anschmiegt, ihn umschließt und ihn in sich hineinsaugt. Das wird Ihnen helfen, sich zu entspannen und ganz loszulassen.

## 4. Werden Sie sich des Unterschieds zum anderen Geschlecht bewusst

Werden Sie sich bewusst, wer Sie sind, nehmen Sie sich so an, wie Sie sind, und sprechen Sie mit Ihrem Partner über die Unterschiede zwischen den Geschlechtern, zwischen Ihnen beiden. Er wird Sie besser verstehen und Sie werden gemeinsam ein erfüllteres Sexualleben haben.

## 5. Üben Sie mit Ihrem Partner gemeinsam

Üben Sie mit Ihrem Partner auf die gleiche Weise, wie Sie allein geübt haben. Bringen Sie ihm bei, Ihre Vagina zu erforschen, sie zu entdecken … so, wie Sie es inzwischen selbst gelernt haben. Zeigen Sie ihm, wo's langgeht. Bringen Sie ihm bei, Ihr „kleines Kätzchen" (Ihren G-Punkt) zu finden und zu wecken. Verändern Sie Ihre eigenen, seine und Ihre gemeinsamen Gewohnheiten; zeigen Sie ihm, was Ihnen gefällt, wo Sie gern von ihm berührt werden. Ergreifen Sie die Initiative und denken Sie sich gemeinsam neue Dinge aus.

## 6. Bündeln Sie Ihre Aufmerksamkeit

Üben Sie sich darin, all Ihre verschiedenen Gefühle und Empfindungen zu spüren und sich ganz in sie hineinfallen und von ihnen erfüllen zu lassen, anstatt eine imaginäre, idealisierte oder von anderen beschriebene Reaktion zu erwarten. Stellen Sie sich vor, Sie seien blind: Sie werden sensibler werden, wenn Sie Ihre Sinne entwickeln.

## 7. Vergessen Sie Ihre negativen Gedanken und Ihre Komplexe

Sie hindern Sie nur daran, sich gehen zu lassen, und lenken Sie von Ihrem Lustgefühl ab. Genießen Sie den Augenblick – in vollen Zügen.

## 8. Alles, was Sie wollen, ist: genießen und sich verwöhnen lassen

Dass Sie sich auch vom anderen verwöhnen lassen wollen, ist sehr wichtig, denn es wird Ihnen helfen, tatsächlich sexuellen Genuss zu empfinden und mit Ihrem Partner zu teilen. Nehmen zu können ist auch ein Geschenk an den anderen, denn zu nehmen bedeutet gleichzeitig auch zu geben.

## 9. Machen Sie sich frei von überholten Ideen und Rollenklischees

Ihre Lust ist einzigartig, denn sie ist Ihr ureigenstes Empfinden. Sie hat viele Facetten und kann ganz unterschiedlich sein. Und es gibt nicht nur eine Methode, sie zu erzeugen und Sie in Ekstase zu bringen. Erklären Sie es Ihrem Partner. Entdecken Sie gemeinsam neue, unvergleichliche Empfindungen.

## 10. Gehen Sie sorgsam und liebevoll mit Ihrer Vulva und Ihrer Vagina um

Ihr Gewebe und ihre Schleimhäute sind zart und empfindlich. Lernen Sie, liebevoll damit umzugehen. Pflegen Sie sie wie Ihr Gesicht oder den Rest Ihres Körpers: Mit feuchtigkeitsspendenden und nährenden Spezialprodukten sorgen Sie dafür, dass sie elastisch und geschmeidig bleiben.

# Nachwort

Weibliche Lust ist mit vielen Unsicherheitsfaktoren verbunden, denn

- das weibliche Geschlechtsorgan besteht in Wirklichkeit aus mehreren Organen, deren Größe, Volumen, räumliche Anordnung und Nervenbahnen von Frau zu Frau sehr unterschiedlich sind;
- das weibliche Geschlechtsorgan liegt größtenteils im Innern des Körpers und ist daher häufig „unbekanntes Terrain“;
- die Empfindsamkeit des weiblichen Geschlechtsorgans muss vom „Gefühlshirn“ (limbischen System) erst wiedererkannt werden, um sich in Lustempfinden ausdrücken zu können;
- der Partner mag ja sehr verliebt sein, weiß aber meist nicht darum, wie anders als er selbst Frauen in sexueller Hinsicht sind;
- die Frau ordnet sich dem Partner oft zu sehr unter oder verhält sich so, als ob seine Lust Vorrang hätte.

## Die Schlüssel zum Paradies

Zur Entwicklung oder Steigerung der Lust ist es also unabdingbar,

- sich selbst gut zu kennen, um seine eigenen Empfindungen wiederzuerkennen;
- seine Sensibilität und seine Empfindungen aktiv weiterentwickeln zu wollen;
- sich bewusst zu werden, dass man eben in sexueller Hinsicht anders ist als der Mann, und das voll und ganz anzunehmen;
- zuerst selbst besser Bescheid zu wissen, um dann seinen Partner anleiten zu können, und
- zuerst an seine eigene Lust zu denken.

Jeder wünscht sich am meisten, geliebt zu werden. Und hinter wie vielen Masken verstecken wir uns, um das zu erreichen!

Wenn Sie der Sex mit Ihrem Liebsten nicht wirklich befriedigt, nehmen Sie das nicht einfach hin, meine Damen. Handeln Sie. In den meisten Fällen reicht es schon aus, umzulernen, sich bewusst zu werden, wie besonders Ihr Geschlechtsorgan ist, und es zu erforschen und (neu) zu entdecken, um Ihre Sensibilität zu entwikkeln. Egal, was für ein toller Kerl ihr Partner ist, er ist doch ganz anders als Sie. Und auch wenn er Ihnen manchmal dabei helfen kann, versteckte Schätze bei sich zu entdecken, können nur Sie allein wissen, was Ihnen die größte Lust bereitet. Es gibt in Wahrheit keine Etiketten, keine Schubladen ... ob „klitoraler oder vaginaler Orgasmus", darum geht es nicht. Wehren Sie sich, wenn man Sie auf eine bestimmte Rolle festlegen will, und ändern Sie sich nur um Ihrer selbst willen.

Das Thema „Empfängnisverhütung" scheint einer der Auslöser für die sexuelle Revolution gewesen zu sein. In Anbetracht all der Frauen; die auch heute noch unbefriedigt sind, frage ich mich nur, für wen! Nein, man hat Sie nicht zum Lustempfinden erzogen. Man hat Ihnen ein kleines Fahrzeug geschenkt, bevor Sie überhaupt einen Führerschein hatten. Da ist es nicht verwunderlich, dass mehr als eine Frau von der Straße abkommt und im Graben landet! Beginnen Sie damit, sich selbst zu erforschen, sich selbst kennenzulernen ... dann werden Sie Ihre Empfindungen wiedererkennen. Das Alter ist unwichtig, wenn es darum geht, seine eigene sexuelle Sensibilität zu entwickeln.

Wenn man Ihnen erzählt, dass der G-Punkt bei manchen Frauen hinter ihrem Ohrläppchen oder in ihrer Kniekehle liege, hören Sie einfach weg. Das ist Blödsinn. Im Ohrläppchen und in anderen Körperteilen gibt es Bereiche, in denen viele Nervenendigungen liegen, aber das ist nichts im Vergleich zu Ihrem G-Punkt. Vielleicht werden andere Körperteile von Ihrem Gehirn im Handumdrehen erkannt, weil sie täglich berührt werden. Sie können dafür sorgen, dass das auch für Ihr Geschlechtsorgan zutrifft, wenn Sie sich nur etwas Mühe geben.

Haben Sie sich erst einmal umerzogen, geht es nur noch darum, dass Sie und Ihr Liebster Ihre erotischen Fähigkeiten aufeinander abstimmen. Und es kann sein, dass auch Ihr Partner seine lieb gewonnenen Gewohnheiten ändern muss, wenn sie zu monoton und zu langweilig sind.

Manchmal liebt man sich, hat aber nicht denselben Appetit und nicht den gleichen Rhythmus. Dann ist es wichtig, dass man sich dem anderen anpassen kann und weiß, dass das sexuelle Leben von Frauen in Wellenbewegungen verläuft und nicht linear wie beim Mann. Deshalb können Ihr sexuelles Verlangen und Ihre Lust auch im Lauf der Zeit und je nachdem, in welchem Lebensabschnitt Sie sich gerade befinden, sehr unterschiedlich sein.

Nein, Sie sind weder kompliziert noch schwierig: Es ist Ihre Weiblichkeit, die viele verschiedene Rollen mit sich bringt, die sich nicht immer leicht unter einen Hut bringen lassen: Frau, Mutter, Ehefrau, Geliebte … und dazu noch der Beruf – und dabei sollen Sie auch noch Ihre sexuelle Lust nicht aus den Augen verlieren! Denn in einer Zeit, in der Glück und Perfektion so ungeheuer wichtig geworden zu sein scheinen, wird uns Frauen eingeredet, dass eine Frau natürlich unbedingt all diese Qualitäten besitzen müsse. All diese Leistungen soll sie erbringen.

Was für ein Wunder ist es doch, dass wir Leben schenken können. Was für ein ungeheures Glück birgt es, wenn wir dieses Anderssein annehmen und es in vollen Zügen in jeder Hinsicht leben! Wir erziehen unsere Töchter und Söhne vielleicht nicht richtig; wir setzen unsere Traditionen und Gewohnheiten fort und begnügen uns damit, sie vor Gefahren zu warnen: vor der Gefahr einer Schwangerschaft, einer sexuell übertragbaren Krankheit usw., aber wir bringen ihnen nicht bei, wie man Lust und Spaß am Sex haben kann! Klar, das ist natürlich zu kompliziert, sowohl für uns Eltern als auch für das staatliche Schulsystem.

Vielleicht hat Ihnen *Plaisir d'Amour* geholfen, einige verschlossene Türen einen Spaltbreit zu öffnen und Ihr Verhalten zu verändern; vielleicht hat es Ihnen Mut gemacht, Ihre überholten und unnützen Gewohnheiten über Bord zu werfen. Vielleicht werden Sie die Dinge bald klarer sehen und geschickter werden. Vielleicht werden Sie sich Ihrer eingefahrenen Verhaltensmuster bewusst werden und möglicherweise werden Sie die Kraft finden, um etwas daran zu ändern.

Sie halten die Schlüssel in Händen, die Ihnen die Tore zum Paradies öffnen! Wenn Sie wirklich wollen, werden Sie es können! Und: Es ist nie zu spät, solange wir am Leben sind. Lassen Sie uns jedes Fünkchen Lust voll und ganz auskosten und das Leben in vollen Zügen genießen … bis zum Gipfel der Ekstase.

# Glossar

**Beckenmuskulatur:** Gesamtheit der Muskeln im Beckenbereich einschließlich der Gebärmuttermuskeln und des „PC-Muskels“

**Bindegewebe:** weiches Gewebe zum Schützen und Umhüllen der Organe, das sich aus Polysaccharid(Zucker)-Protein-Komplexen zusammensetzt und von vielen Gefäßen und Nerven durchzogen ist

**Damm:** *Perineum;* Haut- und Muskelzone im Zentrum der Beckenbodenmuskulatur, die zwischen dem hinteren Schamspaltenwinkel und dem After liegt

**Ejakulat:** Flüssigkeit, die sich bei Frauen und Männern in der Prostata ansammelt und die bei Erregung ausgestoßen wird

**erektiles Gewebe:** Gewebenetz im Genitalbereich, das sich bei sexueller Erregung oder wenn es direkt stimuliert wird mit Blut füllt und anschwillt

**Gebärmutterhals:** der schmale Teil der Gebärmutter, der nach dem Muttermund mit fester Konsistenz zur Gebärmutter hin folgt

**Gebärmutter-Orgasmus:** uteriner Orgasmus; körperliche Empfindungen und ihr Höhepunkt, die durch die kräftige Erschütterung des Muttermundes erzeugt werden, wenn der Penis gegen ihn stößt; hier wird die Gebärmuttermuskulatur stimuliert

**G-Punkt:** anderes Wort für die „weibliche Prostata“, nach dem Arzt Ernst von Gräfenberg benannt; schließt das gesamte erektile Gewebe um die weibliche Prostata ein und ist daher also eher ein Bereich als ein Punkt

**G-Punkt-Orgasmus**: veraltete Bezeichnung: vaginaler Orgasmus; Höhepunkt, der durch die Stimulierung von G-Punkt und Klitoris erreicht wird; beteiligt sind die hinteren beiden Drittel der PC-Muskelgruppe und die Gebärmuttermuskulatur

**Harnröhre:** Kanal, der zum Ausscheiden des Urins dient und am

Austritt aus der Harnblase beginnt, sich durch das Becken fortsetzt und in Höhe der Vulva in die Harnröhrenöffnung mündet

**Hirnrinde:** außen gelegene Schicht (graue Substanz) des Groß- und Kleinhirns

**Hysterektomie:** operative Entfernung der Gebärmutter

**klitoraler Orgasmus:** körperliche Empfindungen und ihr Höhepunkt, die allein durch die Stimulation der Klitorisperle erzeugt werden; beteiligt ist das erste Drittel der PC-Muskelgruppe

**Klitoris:** Die sogenannte Klitoriseichel oder Klitorisperle ist der sichtbare Teil der Klitoris, die aus erektilem Gewebe besteht. Die Klitorisperle setzt sich in den Klitoriskörper und zwei Säulen fort, die dieses Schwellgewebe umschließen.

**PC-Muskel:** kurz für *Musculus pubococcygeus* (Schambein-Steißbein-Muskel); ein Muskel im Beckenbereich, der sich beim Orgasmus zusammenzieht und die Ejakulation unterstützt

**Prostataflüssigkeit:** Flüssigkeit, die von der Prostata produziert und ausgestoßen wird; Hauptbestandteil des weiblichen Ejakulats

**PSA:** Prostata-spezifisches Antigen; natürlich chemischer Stoff, der nur in der Prostata vorkommt, sodass man durch ihn Prostataflüssigkeit im männlichen wie im weiblichen Ejakulat nachweisen kann

**Scheidenmilieu:** Die Zusammensetzung der Scheidenflüssigkeit, vor allem im Hinblick auf den pH-Wert; das eigentlich saure Milieu wird von der Glukose des Ejakulats dahingehend beeinflusst, dass Spermien darin besser überleben können

**Uterus:** Gebärmutter, die aus dem Gebärmutterkörper, dem Gebärmutterhals und dem Muttermund besteht und hinter der Harnblase liegt

**Vagina:** auch „Scheide" genannt; flexibler, elastischer Schlauch aus Muskeln und Häuten

**vaginaler Orgasmus:** veralteter Ausdruck für „G-Punkt-Orgasmus"

**Venushügel:** Erhebung über dem Schambein, die mit Haaren bedeckt ist

**Vulva:** äußerer Teil der weiblichen Genitalien, der aus der Klitoris, der Harnröhrenöffnung, den großen und den kleinen Schamlippen und der Scheidenöffnung besteht

**weibliches Geschlechtsorgan:** besteht aus Vulva, Klitoris, Harnröhre, Vagina, weiblicher Prostata, Beckenmuskeln und -nerven sowie erektilem Gewebe

**weibliche Prostata:** ein kleines Organ, das aus glatter Muskulatur, etwa vierzig Drüsen und Drüsengängen besteht und das in ein mit vielen elastischen Fasern durchzogenes Bindegewebe eingebettet ist. Die weibliche Prostata sitzt in der Harnröhrenwand; sie baut ständig Ejakulationsflüssigkeit (Prostataflüssigkeit) auf und stößt diese im Normalfall in winzigen Mengen aus; bei sexueller Erregung nimmt die Menge deutlich zu, Größe und Lage der Prostata ist von Frau zu Frau unterschiedlich.

# Literaturverzeichnis

Gebrüder Grimm: *Kinder- und Hausmärchen.* 3 Bde. Reclam Verlag, Ditzingen 2001 [alle Märchen?]

Gräfenberg, Ernst von: „Role of the Urethra in Female Orgasms", in: *International Journal of Sexology 3*, 1950, S. 145–148

Huffman, J. W.: „The Detailed Anatomy of the Paraurethral Ducts in the Adult Human Female ", in: *American Journal of Obstetrics and Gynaecology 55*, 1948, S. 86–101

Ladas, Alice Khan; Whipple, Beverly; Perry John D.: *Der G-Punkt. Das stärkste erotische Zentrum der Frau.* Heyne Verlag, München 1993

Molière: *Die gelehrten Frauen.* Reclam Verlag, Ditzingen 2004

Proust, Marcel: *Auf der Suche nach der verlorenen Zeit.* 7 Bde. Suhrkamp Verlag, Berlin 2004

Severly, Josephine L.: *Evas Geheimnisse. Neue Erkenntnisse der Sexualität der Frau.* Droemer Knaur Verlag, München 1991

Sundahl, Deborah: *Weibliche Ejakulation und der G-Punkt.* Hans-Nietsch-Verlag, Freiburg 2006

Zaviacic, M.; Ablin, R. J.: „The Female Prostate and Prostate-specific Antigen: Immunohisto-chemical Localization, Implications of this Prostate-Marker in Women and Reason for Using the Term ‚Prostate' in the Human Female ", in: *Histology and Histopathology 15*, 2000, S. 131–142

Zaviacic, M.; Jakubovsky, J.; Belovic, M.; Breza, J.: „Ultrastructure of the Normal Adult Human Female Prostate Gland (Skene's Gland) ", in: *Anatomy and Embryology 201*, 2000, S. 51–61

Zaviacic, M.; Zaviacicova, A.; Molcan, J.: „Female Urethral Expulsions Evoked by Local Digital Stimulation of the G-Spot: Differences in the Response Patterns ", in: Journal of Sex Research 24, 1988, S. 311–318

Zaviacic, M.: *The Human Female Prostate: From Vestigial Skene's Paraurethral Glands and Ducts to Woman's Functional Prostate.* Bratislava 1999